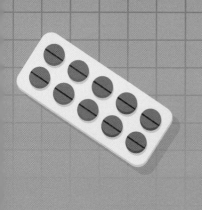

ハイリスク薬と
サプリメントの
相互作用ハンドブック

編著 梅田悦生・堀 美智子

南江堂

◆編著者

| 梅田　悦生 | 赤坂山王クリニック　院長 |
| 堀　美智子 | 医薬情報研究所 株式会社エス・アイ・シー |

◆著者

| 須田　良和 | 一般社団法人 日本臨床栄養協会　理事 |
| 三橋　清治 | 帝京大学薬学部・医療技術学部　非常勤講師 |

序　文

　サプリメントには劇的な効果はないが，穏やかな効果が期待できる．加えて，食品に分類されているくらいなので，有害事象はまずないだろう．漠然とそのように理解している消費者は少なくない．

　しかし，穏やかであっても効果があるということは，有害事象もありうるのだと認識しなければならない．そして医薬品との相互作用もある．

　医療用医薬品のバイブルともいえる「今日の治療薬」は公開されている添付文書を簡潔にまとめたものであるが，その中にも相互作用（併用禁忌あるいは併用注意）物質のひとつとしてセントジョーンズワート（別名セイヨウオトギリソウ）を認めることができる．セントジョーンズワートはドイツではうつに効果があるサプリメントとして用いられている．

　しかし，医薬品とサプリメントとの相互作用は，医薬品の側から見た国内の添付文書にはセントジョーンズワート以外の記載はまず見当たらない．一方，サプリメントの側から見た医薬品との相互作用の情報量は多く，その内容が多岐に及ぶことには想像を絶するものがある．

　この事実を広く啓蒙する目的で本書を上梓した．

　第1章ではサプリメントと医薬品の相互作用の調べ方について，第2章ではハイリスク薬とサプリメントの相互作用について，第3章では汎用されている代表的なサプリメントについてその概要を記述した．

　医療費削減を見据えた代替医療への関心には，医薬品に一部取って替わるであろうサプリメントの活用も含まれる．欧米，とりわけ米国におけるサプリメントの普及は著しい．近い将来，わが国においても，サプリメントは普及する．

　そのような近い未来の姿を念頭に，サプリメントの効用と医薬品との相互作用について警告したい．

　ネガティヴな面を把握したうえでのサプリメントの有効活用は消費者の利益につながる．それは医療従事者としての責任でもある．

2018年9月

梅田　悦生
堀　美智子

[注] サプリメントと耳にすると，カプセルや錠剤形式を思い浮かべる．しかし，現在，わが国においてはサプリメントと健康食品の間には明確な区別の定義はなく，いずれも食品に分類されている．食品としての機能を前面におく機能性表示食品や特定保健用食品では，一般の食品と同じ形状のものが少なくない．たとえば，EPAを強化した魚肉ソーセージもサプリメントの範疇にある．サプリメントの本質はそこに含まれている物質である．サプリメントについて考えるときには，その形状にとらわれることがないように留意されたい．

目　次

第 1 章　サプリメントと医薬品の相互作用の調べ方 ·················· 1

 A.　独立行政法人　国立健康・栄養研究所 ················· 2
 B.　ナチュラルメディシン・データベース ················· 5
 C.　WebMD　www.webmd.com ················· 7
 D.　RxList　http://www.rxlist.com/ ················· 10
 E.　書籍 ················· 13
 F.　参考資料 ················· 14

第 2 章　ハイリスク薬とサプリメントの相互作用 ·················· 17

A. ハイリスク薬 ················· 20
1. 抗 HIV 薬 ················· 20
①非ヌクレオシド系逆転写酵素阻害薬 ················· 20
 ⊙ストックリン（エファビレンツ） ················· 20
②プロテアーゼ阻害薬 ················· 20
 ⊙ビラセプト（ネルフィナビルメシル酸塩） ················· 20
 ⊙インビラーゼ（サキナビルメシル酸塩） ················· 20
 ⊙クリキシバン（インジナビル硫酸塩エタノール付加物） ················· 20
2. 抗悪性腫瘍薬 ················· 22
①抗悪性腫瘍薬全般 ················· 22
②アルキル化薬 ················· 22
 ⊙イホマイド（イホスファミド） ················· 22
 ⊙エンドキサン（シクロホスファミド水和物） ················· 22
③代謝拮抗薬（葉酸拮抗薬） ················· 22
 ⊙メソトレキセート（メトトレキサート） ················· 22
④代謝拮抗薬（ピリミジン拮抗薬） ················· 22
 ⊙5-FU（フルオロウラシル） ················· 22
 ⊙ゼローダ（カペシタビン） ················· 22

v

⑤微小管阻害薬（ビンカアルカロイド）･･･････････ 23
　⊙オンコビン（ビンクリスチン硫酸塩）･･･････････ 23
　⊙エクザール（ビンブラスチン硫酸塩）･･･････････ 23
　⊙フィルデシン（ビンデシン硫酸塩）･･･････････ 24
　⊙ナベルビン（ビノレルビン酒石酸塩）･･･････ 24
⑥微小管阻害薬（タキサン）･･････････････････ 24
　⊙タキソール（パクリタキセル）･･････････････ 24
　⊙タキソテール（ドセタキセル水和物）･･････ 25
　⊙ジェブタナ（カバジタキセル アセトン付加物）･ 25
⑦ホルモン（アロマターゼ阻害薬）･･････････ 25
　⊙アリミデックス（アナストロゾール）･･････ 25
　⊙アロマシン（エキセメスタン）･････････････ 26
　⊙フェマーラ（レトロゾール）･･･････････････ 26
⑧ホルモン（抗エストロゲン薬）････････････ 27
　⊙ノルバデックス（タモキシフェンクエン酸塩）･ 27
　⊙フェアストン（トレミフェンクエン酸塩）･ 28
⑨ホルモン（抗アンドロゲン薬）･････････････ 28
　⊙カソデックス（ビカルタミド）･････････････ 28
　⊙イクスタンジ（エンザルタミド）･････････ 29
　⊙ザイティガ（アビラテロン酢酸エステル）･ 29
⑩白金製剤･････････････････････････････････ 30
　⊙ランダ，ブリプラチン（シスプラチン）･･･ 30
⑪トポイソメラーゼⅠ阻害薬･････････････････ 30
　⊙トポテシン（イリノテカン塩酸塩水和物）･ 30
⑫トポイソメラーゼⅡ阻害薬･････････････････ 31
　⊙ラステット，ベプシド（エトポシド）･････ 31
⑬分子標的治療薬（抗体）･･･････････････････ 31
　⊙マイロターグ（ゲムツズマブ オゾガマイシン）･ 31
　⊙アドセトリス（ブレンツキシマブ ベドチン）･ 31
⑭分子標的治療薬（小分子）･････････････････ 32
　⊙イレッサ（ゲフィチニブ）･････････････････ 32
　⊙グリベック（イマチニブメシル酸塩）･････ 32
　⊙タルセバ（エルロチニブ塩酸塩）･････････ 32

⊙ザーコリ（クリゾチニブ）……………………………………… 33

⊙アレセンサ（アレクチニブ塩酸塩）…………………………… 33

⊙ネクサバール（ソラフェニブトシル酸塩）………………… 33

⊙インライタ（アキシチニブ）…………………………………… 34

⊙タシグナ（ニロチニブ塩酸塩水和物）……………………… 34

⊙スプリセル（ダサチニブ水和物）……………………………… 34

⊙アフィニトール（エベロリムス）……………………………… 35

⊙タイケルブ（ラパチニブトシル酸塩水和物）……………… 35

⊙トーリセル（テムシロリムス）………………………………… 36

⊙ラパリムス（シロリムス）……………………………………… 36

⑮分子標的治療薬（レチノイド）……………………………………… 37

⊙アムノレイク（タミバロテン）………………………………… 37

3. 免疫抑制薬 ……………………………………………………………… 38

①免疫抑制薬全般……………………………………………………… 38

②代謝拮抗薬…………………………………………………………… 38

⊙セルセプト（ミコフェノール酸モフェチル）……………… 38

③細胞増殖シグナル阻害薬………………………………………… 38

⊙サーティカン（エベロリムス）………………………………… 38

④カルシニューリン阻害薬………………………………………… 39

⊙サンディミュン，ネオーラル（シクロスポリン）………… 39

⊙プログラフ（タクロリムス水和物）………………………… 40

⑤副腎皮質ステロイド（全身投与用）全般…………………… 41

⑥副腎皮質ステロイド（全身投与用）………………………… 41

⊙コートン（コルチゾン酢酸エステル）……………………… 41

4. 膵臓ホルモン薬 ………………………………………………………… 43

⊙インスリン……………………………………………………………… 43

5. 血糖降下薬 ……………………………………………………………… 44

①血糖降下薬全般……………………………………………………… 44

②血糖降下薬全般（メトホルミン以外）………………………… 45

③スルホニル尿素系…………………………………………………… 45

⊙アベマイド（クロルプロパミド）……………………………… 45

④速効型インスリン分泌促進薬…………………………………… 45

⊙シュアポスト（レパグリニド）………………………………… 45

⊙ファスティック，スターシス（ナテグリニド） ………………………… 45
⑤ビグアナイド系薬 ………………………………………………………… 45
　⊙グリコラン（メトホルミン塩酸塩） …………………………………… 45
⑥α-グルコシダーゼ阻害薬 ……………………………………………… 46
　⊙グルコバイ（アカルボース） ………………………………………… 46
⑦インクレチン関連薬 ……………………………………………………… 46
　⊙オングリザ（サキサグリプチン水和物） …………………………… 46
　⊙テネリア（テネリグリプチン臭化水素酸塩水和物） ……………… 46
　⊙ネシーナ（アログリプチン安息香酸塩） …………………………… 46
⑧チアゾリジン誘導体 ……………………………………………………… 46
　⊙アクトス（ピオグリタゾン塩酸塩） ………………………………… 46
⑨SGLT2 阻害薬 …………………………………………………………… 46
　⊙ルセフィ（ルセオグリフロジン水和物） …………………………… 46

6. 血液凝固阻止薬 ………………………………………………………… 48
①抗血栓薬全般 ……………………………………………………………… 48
②合成 Xa 阻害薬 …………………………………………………………… 49
　⊙リクシアナ（エドキサバントシル酸塩水和物） …………………… 49
　⊙イグザレルト（リバーロキサバン） ………………………………… 49
③トロンビン直接阻害薬 …………………………………………………… 50
　⊙プラザキサ（ダビガトランエテキシラートメタンスルホン酸塩） …… 50
④クマリン系薬 ……………………………………………………………… 50
　⊙ワーファリン（ワルファリンカリウム） …………………………… 50
⑤抗血小板薬 ………………………………………………………………… 52
　⊙プラビックス（クロピドグレル硫酸塩） …………………………… 52
　⊙プレタール（シロスタゾール） ……………………………………… 53
　⊙エフィエント（プラスグレル塩酸塩） ……………………………… 53

7. 不整脈用薬 …………………………………………………………… 56
①Na チャネル遮断薬（Ⅰa 群） ………………………………………… 56
　⊙硫酸キニジン（キニジン硫酸塩水和物） …………………………… 56
　⊙リスモダン（ジソピラミド） ………………………………………… 56
　⊙シベノール（シベンゾリンコハク酸塩） …………………………… 57
　⊙ピメノール（ピルメノール塩酸塩水和物） ………………………… 57
　⊙アミサリン（プロカインアミド塩酸塩） …………………………… 57

viii

②Naチャネル遮断薬（Ⅰb群）‥‥‥‥‥‥‥‥‥‥‥ 57
　⊙アスペノン（アプリンジン塩酸塩）‥‥‥‥‥‥‥ 57
　⊙メキシチール（メキシレチン塩酸塩）‥‥‥‥‥‥ 57
　⊙キシロカイン，オリベス（リドカイン塩酸塩）‥‥ 58
③Naチャネル遮断薬（Ⅰc群）‥‥‥‥‥‥‥‥‥‥‥ 58
　⊙タンボコール（フレカイニド酢酸塩）‥‥‥‥‥‥ 58
　⊙プロノン（プロパフェノン塩酸塩）‥‥‥‥‥‥‥ 58
④Ⅲ群不整脈用薬‥‥‥‥‥‥‥‥‥‥‥‥‥‥‥‥‥ 58
　⊙アンカロン（アミオダロン塩酸塩）‥‥‥‥‥‥‥ 58
　⊙ソタコール（ソタロール塩酸塩）‥‥‥‥‥‥‥‥ 59
　⊙シンビット（ニフェカラント塩酸塩）‥‥‥‥‥‥ 59
⑤Ca拮抗薬（Ⅳ群）‥‥‥‥‥‥‥‥‥‥‥‥‥‥‥‥ 60
　⊙ベプリコール（ベプリジル塩酸塩水和物）‥‥‥‥ 60
　⊙ワソラン（ベラパミル塩酸塩）‥‥‥‥‥‥‥‥‥ 60

8. ジギタリス製剤 ‥‥‥‥‥‥‥‥‥‥‥‥‥‥‥‥ 62
①ジギタリス製剤‥‥‥‥‥‥‥‥‥‥‥‥‥‥‥‥‥‥ 62
　⊙ジゴシン（ジゴキシン）‥‥‥‥‥‥‥‥‥‥‥‥ 62
　⊙ジギラノゲン（デスラノシド）‥‥‥‥‥‥‥‥‥ 63

9. 精神神経用薬 ‥‥‥‥‥‥‥‥‥‥‥‥‥‥‥‥ 64
①抗精神病薬全般‥‥‥‥‥‥‥‥‥‥‥‥‥‥‥‥‥‥ 64
②フェノチアジン系薬‥‥‥‥‥‥‥‥‥‥‥‥‥‥‥‥ 65
　⊙ウインタミン（クロルプロマジン塩酸塩）‥‥‥‥ 64
　⊙フルメジン（フルフェナジン）‥‥‥‥‥‥‥‥‥ 65
③ブチロフェノン系薬‥‥‥‥‥‥‥‥‥‥‥‥‥‥‥‥ 65
　⊙セレネース（ハロペリドール）‥‥‥‥‥‥‥‥‥ 65
　⊙インプロメン（ブロムペリドール）‥‥‥‥‥‥‥ 65
　⊙ハロマンス，ネオペリドール（ハロペリドールデカン酸エステル）‥ 65
④ベンザミド系薬‥‥‥‥‥‥‥‥‥‥‥‥‥‥‥‥‥‥ 65
　⊙エミレース（ネモナプリド）‥‥‥‥‥‥‥‥‥‥ 65
⑤セロトニン／ドパミン遮断薬（SDA）‥‥‥‥‥‥‥ 66
　⊙ロナセン（ブロナンセリン）‥‥‥‥‥‥‥‥‥‥ 66
　⊙ルーラン（ペロスピロン塩酸塩水和物）‥‥‥‥‥ 67
　⊙リスパダール（リスペリドン）‥‥‥‥‥‥‥‥‥ 67

⑥多受容体作用抗精神病薬（MARTA） ………………………… 67
　⊙セロクエル（クエチアピンフマル酸塩） ………………… 67
　⊙クロザリル（クロザピン） ………………………………… 68
⑦その他の抗精神病薬 ………………………………………… 68
　⊙オーラップ（ピモジド） …………………………………… 68
⑧抗うつ薬全般 ………………………………………………… 69
⑨三環系抗うつ薬 ……………………………………………… 69
　⊙トリプタノール（アミトリプチリン塩酸塩） …………… 69
　⊙トフラニール（イミプラミン塩酸塩） …………………… 70
　⊙アナフラニール（クロミプラミン塩酸塩） ……………… 70
　⊙プロチアデン（ドスレピン塩酸塩） ……………………… 70
　⊙ノリトレン（ノルトリプチリン塩酸塩） ………………… 70
　⊙アナフラニール（クロミプラミン塩酸塩），アモキサン（アモキサピン），
　　トフラニール（イミプラミン塩酸塩） …………………… 70
⑩四環系抗うつ薬 ……………………………………………… 70
　⊙ルジオミール（マプロチリン塩酸塩） …………………… 70
　⊙テトラミド（ミアンセリン塩酸塩） ……………………… 70
⑪選択的セロトニン再取り込み阻害薬（SSRI） ……………… 71
　⊙パキシル（パロキセチン塩酸塩水和物） ………………… 71
　⊙デプロメール，ルボックス（フルボキサミンマレイン酸塩） ………… 71
　⊙ジェイゾロフト（塩酸セルトラリン） …………………… 71
⑫セロトニン/ノルアドレナリン再取り込み阻害薬（SNRI） …………… 72
　⊙サインバルタ（デュロキセチン塩酸塩） ………………… 72
⑬ノルアドレナリン作動性/特異的セロトニン作動性抗うつ薬（NaSSA）
　……………………………………………………………… 72
　⊙リフレックス，レメロン（ミルタザピン） ……………… 72
⑭その他の抗うつ薬 …………………………………………… 72
　⊙レスリン，デジレル（トラゾドン塩酸塩） ……………… 72
⑮気分安定薬 …………………………………………………… 73
　⊙リーマス（炭酸リチウム） ………………………………… 73
⑯精神刺激薬 …………………………………………………… 74
　⊙モディオダール（モダフィニル） ………………………… 74
⑰選択的ノルアドレナリン再取り込み阻害薬 ……………… 74
　⊙ストラテラ（アトモキセチン塩酸塩） …………………… 74

10. 抗てんかん薬 ･･･････････････････････ 75

①抗てんかん薬全般･･････････････････････････ 75
②バルビツール酸系薬･･･････････････････････ 75
　⊙プリミドン（プリミドン）･･････････････ 75
　⊙フェノバール（フェノバルビタール）･･･ 75
③ヒダントイン系薬･････････････････････････ 76
　⊙アレビアチン, ヒダントール（フェニトイン）･･･ 76
　⊙ホストイン（ホスフェニトインナトリウム水和物）･･･ 76
④サクシミド系薬･･･････････････････････････ 77
　⊙ザロンチン, エピレオプチマル（エトスクシミド）･･･ 77
⑤ベンゾジアゼピン系薬････････････････････ 77
　⊙リボトリール, ランドセン（クロナゼパム）･･･ 77
⑥イミノスチルベン系薬････････････････････ 78
　⊙テグレトール（カルバマゼピン）･････････ 78
⑦ベンズイソキサゾール系薬･･･････････････ 78
　⊙エクセグラン（ゾニサミド）･････････････ 78
⑧Dravet 症候群治療薬･････････････････････ 79
　⊙ディアコミット（スチリペントール）･･･ 79

11. その他のハイリスク薬 ･･･････ 81

①輸液・栄養製剤･･･････････････････････････ 81
　⊙カリウム製剤全般･･････････････････････ 81
②冠拡張薬･････････････････････････････････ 81
　⊙ペルサンチン（ジピリダモール）･････････ 81
③テオフィリン薬･･･････････････････････････ 81
　⊙テオドール（テオフィリン）･････････････ 81
　⊙ネオフィリン, アプニション（アミノフィリン）･･･ 82

B. ハイリスク薬ではないが，サプリメントとの相互作用が懸念される重要な薬剤 …………… 83

1. 抗リウマチ薬 ……………………………………………… 83
①免疫調節薬 …………………………………………………… 83
　⊙メタルカプターゼ（ペニシラミン） ………………………… 83

2. 女性ホルモン製剤 ………………………………………… 83
①卵胞ホルモン（エストロゲン）薬全般 ………………………… 83
②経口避妊薬全般 ……………………………………………… 84

3. 骨粗鬆症治療薬 …………………………………………… 85
①ビスホスホネート製剤 ……………………………………… 85

4. 降圧薬 ……………………………………………………… 86
①サイアザイド利尿薬 ………………………………………… 86
　⊙ヒドロクロロチアジド ……………………………………… 86

5. 狭心症治療薬 ……………………………………………… 86
①硝酸薬 ………………………………………………………… 86
　⊙ニトログリセリン …………………………………………… 86

6. 心不全治療薬 ……………………………………………… 88
①カテコラミン ………………………………………………… 88
　⊙アデール（コルホルシンダロパート塩酸塩） ……………… 88

7. 利尿薬 ……………………………………………………… 89
①ループ利尿薬 ………………………………………………… 89
　⊙ラシックス，オイテンシン（フロセミド） ………………… 89
②カリウム保持性利尿薬 ……………………………………… 89
　⊙アルダクトンＡ（スピロノラクトン） …………………… 89
③バソプレシン拮抗薬 ………………………………………… 89
　⊙サムスカ（トルバプタン） ………………………………… 89

8. 抗不安薬・睡眠薬 ………………………………………… 91
①抗不安薬・睡眠薬全般 ……………………………………… 91
②ベンゾジアゼピン系抗不安薬 ……………………………… 92
　⊙デパス（エチゾラム） ……………………………………… 92
　⊙コンスタン，ソラナックス（アルプラゾラム） …………… 93
　⊙ワイパックス（ロラゼパム） ……………………………… 93
　⊙セルシン，ホリゾン（ジアゼパム） ……………………… 93

⊙メイラックス（ロフラゼプ酸エチル）・・・・・・・・・・・・・・・・・・・・・・・・・・・・・・・・・・・ 94

③セロトニン1A部分作動薬・・ 94

⊙セディール（タンドスピロンクエン酸塩）・・・・・・・・・・・・・・・・・・・・・・・・・・・・ 94

④バルビツール酸系睡眠薬・・・ 94

⊙イソミタール（アモバルビタール）・・・・・・・・・・・・・・・・・・・・・・・・・・・・・・・・・・・ 94

⊙ラボナ（ペントバルビタールカルシウム）・・・・・・・・・・・・・・・・・・・・・・・・ 95

⊙ハルシオン（トリアゾラム）・・・ 95

⊙レンドルミン（ブロチゾラム）・・・・・・・・・・・・・・・・・・・・・・・・・・・・・・・・・・・・・・・ 96

⊙ドラール（クアゼパム）・・ 97

⑤非ベンゾジアゼピン系睡眠薬・・・ 97

⊙マイスリー（ゾルピデム酒石酸塩）・・・・・・・・・・・・・・・・・・・・・・・・・・・・・・・・・ 97

⊙アモバン（ゾピクロン）・・ 98

⊙ルネスタ（エスゾピクロン）・・ 98

⑥その他・・ 98

⊙エスクレ（抱水クロラール）・・・ 98

9. パーキンソン病治療薬・・ 99

①ドパミン作動薬・・ 99

②レボドパ含有製剤・・・ 99

⊙ドパストン，ドパゾール（レボドパ）・・・・・・・・・・・・・・・・・・・・・・・・・・・・・ 99

③モノアミン酸化酵素（MAO-B）阻害薬・・・・・・・・・・・・・・・・・・・・・・・・・ 99

⊙エフピー（セレギリン塩酸塩）・・・・・・・・・・・・・・・・・・・・・・・・・・・・・・・・・・・・・・・ 99

④ドパミン受容体刺激薬・・ 100

⊙カバサール（カベルゴリン）・・・ 100

⊙パーロデル（ブロモクリプチンメシル酸塩）・・・・・・・・・・・・・・・・・・ 100

参考文献・・・ 102

第3章　サプリメント概要一覧 ……………………………… 105

A. サプリメントを使用する際の問題点 …………………… 106

B. サプリメント・健康食品に関する情報源 ……………… 111

C. サプリメント概要一覧 ……………………………………… 114

- ⊙ CoQ10（コエンザイム Q10，ユビキノン，ビタミン Q）………… 114
- ⊙ DHA（ドコサヘキサエン酸）…………………………………… 114
- ⊙ DHEA（デヒドロエピアンドロステロン）…………………… 115
- ⊙ EPA（エイコサペンタエン酸）………………………………… 115
- ⊙ L-アルギニン …………………………………………………… 116
- ⊙ N-アセチルグルコサミン ……………………………………… 116
- ⊙ S-アデノシルメチオニン（アデノシン-L-メチオニン）………… 116
- ⊙ α-リポ酸（チオクト酸）………………………………………… 117
- ⊙ 亜鉛 ……………………………………………………………… 117
- ⊙ アガリクス（メマツタケ，カワリハラタケ，ヒメマツタケ）………… 117
- ⊙ アシュワガンダ（ウィザニア，ウィタニア，インドニンジン）……… 118
- ⊙ アセチル -L- カルニチン ……………………………………… 118
- ⊙ アセロラ（バルバドスサクラ，西インドチェリー）…………… 119
- ⊙ アニス（アニス種子）…………………………………………… 119
- ⊙ アマニ油（亜麻仁油）…………………………………………… 119
- ⊙ 亜麻の種子（アマニ）…………………………………………… 119
- ⊙ アメリカジンセン（アメリカニンジン）……………………… 120
- ⊙ アメリカンエルダー（アメリカンエルダーフラワー，エルダー，アメ
  リカニワトコ）…………………………………………………… 120
- ⊙ アルニカ（ウサギギク，ヤマウサギギク）…………………… 120
- ⊙ アルファルファ（ウマゴヤシ，ムラサキウマゴヤシ）………… 120
- ⊙ アロエベラ（アロエ）…………………………………………… 121
- ⊙ イエロードック（ナガバギシギシ，エゾノギシギシ）………… 121
- ⊙ イカリソウ（ホーニーゴートウィード）……………………… 121
- ⊙ イチジク（トウガキ）…………………………………………… 122
- ⊙ イチョウ（イチョウ葉エキス）………………………………… 122

目 次

- ⊙イラクサ（ネトル）……………………………………………………122
- ⊙インゲン豆抽出物（ファセオリン，白インゲン豆）……………………123
- ⊙インドジャボク（インディアン・スネークルート）……………………123
- ⊙インドセンダン……………………………………………………………123
- ⊙ウィンターグリーン（ヒメコウジ，チェッカーベリー）………………124
- ⊙ウーロン茶………………………………………………………………124
- ⊙ウコン（アキウコン，クルクミン）…………………………………124
- ⊙ウスベニタチアオイ（ビロードアオイ）………………………………125
- ⊙ウチワサボテン（オプンティア，メキシコサボテン）…………………125
- ⊙ウバウルシ（ベアベリー）………………………………………………125
- ⊙梅の実……………………………………………………………………125
- ⊙エキナセア（エキナケア，パープルコーンフラワー，プルプレア，
  ムラサキバレンギク）…………………………………………………126
- ⊙エゾウコギ（シベリア人参）……………………………………………126
- ⊙エチレンジアミン四酢酸…………………………………………………126
- ⊙エリキャンペーン（オオグルマ）………………………………………127
- ⊙エルダーフラワー（ニワトコの花）……………………………………127
- ⊙エルダーベリー（ヨーロピアンエルダー（セイヨウニワトコ），
  アメリカンエルダー（アメリカニワトコ））………………………127
- ⊙黄連［オウレン］（ミツバオウレン）…………………………………127
- ⊙オオアザミ（ミルクシスル，マリアアザミ）…………………………128
- ⊙大葉子［オオバコ］（車前草［シャゼンソウ］）……………………128
- ⊙大麦………………………………………………………………………128
- ⊙オールスパイス（ピメント）……………………………………………129
- ⊙オクタコサノール（ポリコサノール）…………………………………129
- ⊙オリーブ（オレイフ）……………………………………………………129
- ⊙オレガノ（ハナハッカ）…………………………………………………129
- ⊙オレゴングレープ（ヒイラギメギ）……………………………………130
- ⊙カウヘイジ（八升豆［ハッショウマメ］，ムクナ）…………………130
- ⊙カカオ（ココア）…………………………………………………………130
- ⊙垣根芥子［カキネガラシ］（ヘッジマスタード）……………………130
- ⊙カスカラ（カスカラサグラダ）…………………………………………130
- ⊙カフェイン………………………………………………………………131

XV

- ◎カミツレ（カモミール，ジャーマン・カモミール） ……………… 131
- ◎ガラナ豆（ガラナブレッド） ……………………………………… 132
- ◎カリウム ………………………………………………………………… 132
- ◎カルシウム ……………………………………………………………… 132
- ◎カレンジュラ（キンセンカ，マリーゴールド） …………………… 133
- ◎甘草［カンゾウ］（リコリス） ……………………………………… 133
- ◎ガンマーリノレン酸 …………………………………………………… 134
- ◎キカラスウリ（トウカラスウリ） …………………………………… 134
- ◎キトサン ………………………………………………………………… 134
- ◎ギムネマ（ギムネマシルベスタ） …………………………………… 135
- ◎キャッツクロー（サメント） ………………………………………… 135
- ◎キャットニップ（イヌハッカ，チクマハッカ） …………………… 135
- ◎キャラウエイ（ヒメウイキョウ，クミン） ………………………… 135
- ◎魚油（DHA，EPA を含む） ………………………………………… 135
- ◎キラヤ（チャイナバーク，シャボンの木） ………………………… 136
- ◎グアガム（グアーの種子） …………………………………………… 136
- ◎クコ（クコシ，クコヨウ） …………………………………………… 136
- ◎葛［クズ］ ……………………………………………………………… 136
- ◎グッグル（ガムググル） ……………………………………………… 137
- ◎クランベリー（ツルコケモモ） ……………………………………… 137
- ◎グリーンコーヒー ……………………………………………………… 137
- ◎クリシン ………………………………………………………………… 138
- ◎グルコサミン硫酸塩 …………………………………………………… 138
- ◎グルコマンナン（コンニャクマンナン） …………………………… 138
- ◎グルタミン ……………………………………………………………… 138
- ◎グレープフルーツ ……………………………………………………… 139
- ◎グレープフルーツ種子抽出物 ………………………………………… 139
- ◎クロム …………………………………………………………………… 139
- ◎クロレラ ………………………………………………………………… 139
- ◎ケール（ハゴロモカンラン，キャベツ） …………………………… 140
- ◎ゲッケイジュ（ローレル） …………………………………………… 140
- ◎ケフィア（ヨーグルトキノコ） ……………………………………… 140
- ◎ケルセチン（クエルセチン） ………………………………………… 140

目 次

◎紅茶・・・141

◎コーヒー・・・141

◎コーンシルク（トウモロコシ）・・・・・・・・・・・・・・・・・・・・・・・・・・・・141

◎虎杖［コジョウ］（イタドリ，スカンポ，サイタズマ）・・・・141

◎コンドロイチン硫酸・・・・・・・・・・・・・・・・・・・・・・・・・・・・・・・・・・・・・・142

◎コンブ（ケルプ）・・142

◎サーチ（沙棘［サジー］，サージ，ウミクロウメモドキ，サクリュウカ）

・・・142

◎サイリウム（ブラックサイリウム）・・・・・・・・・・・・・・・・・・・・・・143

◎ザクロ（サンセキリュウ，セキリョウ）・・・・・・・・・・・・・・・・143

◎サルサパリラ（サルサ）・・・・・・・・・・・・・・・・・・・・・・・・・・・・・・・・143

◎サンザシ（オオミサンザシ）・・・・・・・・・・・・・・・・・・・・・・・・・・・・144

◎ジアオグラン（アマチャヅル）・・・・・・・・・・・・・・・・・・・・・・・・・・144

◎地黄［ジオウ］・・144

◎ジャイアントフェンネル（アサフォティアダ，阿魏［アギ］）・・・・・145

◎シャクヤク・・・145

◎ジャンボラン（ムラサキフトモモ）・・・・・・・・・・・・・・・・・・・・・145

◎ジュニパー（ジュニパーベリー）・・・・・・・・・・・・・・・・・・・・・・・145

◎ショウガ・・146

◎スルフォラファン・・・・・・・・・・・・・・・・・・・・・・・・・・・・・・・・・・・・・・146

◎セージ（スパニッシュセージ）・・・・・・・・・・・・・・・・・・・・・・・・・146

◎セイヨウイソノキ（フラングラ）・・・・・・・・・・・・・・・・・・・・・・・147

◎セイヨウカノコソウ（バレリアン）・・・・・・・・・・・・・・・・・・・・・147

◎セイヨウシロヤナギ（ウィローバーク）・・・・・・・・・・・・・・・・147

◎セイヨウダイコンソウ（ベネディクトソウ，アベンス，ゲウム）・・・・・147

◎セイヨウタンポポ・・・・・・・・・・・・・・・・・・・・・・・・・・・・・・・・・・・・・・148

◎セイヨウトチノキ（種子）（マロニエ）・・・・・・・・・・・・・・・・148

◎セイヨウヤドリギ（ミスルトウ）・・・・・・・・・・・・・・・・・・・・・・・148

◎セラペプターゼ（カイコの酵素）・・・・・・・・・・・・・・・・・・・・・・149

◎セレウス（月下美人）・・・・・・・・・・・・・・・・・・・・・・・・・・・・・・・・・149

◎セレン・・149

◎センシンレン（アンドログラフィス・パニクラータ）・・・・・・・・149

◎セントジョーンズワート（セイヨウオトギリソウ）・・・・・150

xvii

⊙センナ（アレキサンドリア，チンネベリセンナ）…………………… 150

⊙大黄［ダイオウ］（ルバーブ）………………………………………… 150

⊙大豆（枝豆，大豆に含まれる成分として大豆イソフラボン，エクオール，大豆レシチン）………………………………………………… 151

⊙ダイダイ（ビターオレンジ）………………………………………… 151

⊙タイム（タチジャコウソウ）………………………………………… 152

⊙タマネギ…………………………………………………………………… 152

⊙ダミアナ（トゥルネラ・アフロディジィアカ）…………………… 152

⊙タラ肝油（魚油）……………………………………………………… 152

⊙タンジン…………………………………………………………………… 153

⊙チェストベリー（セイヨウニンジンボク）………………………… 153

⊙朝鮮五味子［チョウセンゴミシ］…………………………………… 153

⊙朝鮮ニンジン（オタネニンジン，高麗人参）…………………… 153

⊙チロシン…………………………………………………………………… 154

⊙月見草油［ツキミソウユ］（オオマツヨイグサ，マツヨイグサ，メマツヨイグサ）………………………………………………………… 154

⊙ツクシ（スギナ）……………………………………………………… 154

⊙ティノスポラ・コルディフォリア（イボツヅラフジ）…………… 155

⊙鉄…………………………………………………………………………… 155

⊙デビルズクロー（ライオンゴロシ）………………………………… 155

⊙ドイツスズラン…………………………………………………………… 155

⊙唐辛子［トウガラシ］………………………………………………… 156

⊙冬虫夏草［トウチュウカソウ］（虫キノコ）……………………… 156

⊙トリプトファン…………………………………………………………… 157

⊙ドロマイト………………………………………………………………… 157

⊙ドンクアイ（カラトウキ，当帰）…………………………………… 157

⊙ナイアシン（ニコチン酸，ニコチンアミド，ビタミン B_3）………… 157

⊙ナズナ（ペンペングサ）……………………………………………… 158

⊙ナットウキナーゼ………………………………………………………… 158

⊙ナツメグ（ニクズク）………………………………………………… 159

⊙ニガウリ（ツルレイシ，ゴーヤ）…………………………………… 159

⊙乳酸菌（ビフィズス菌，ヨーグルト）……………………………… 159

⊙ニンニク（ガーリック）……………………………………………… 160

目 次

⊙ノコギリソウ（ヤロー，セイヨーノコギリソウ）……………160
⊙ノコギリヤシ（ソウパルメット）……………………………160
⊙バーベリー（セイヨウメギ）…………………………………161
⊙パウダルコ………………………………………………………161
⊙パセリ……………………………………………………………161
⊙バターナット（バタグルミ，シログルミ）…………………161
⊙パッションフラワー（トケイソウ）…………………………162
⊙ハトムギ（ヨクイニン，ヨクベイ）…………………………162
⊙バナジウム………………………………………………………162
⊙バナバ（オオバナサルスベリ）………………………………163
⊙ハナビシソウ（キンエイカ）…………………………………163
⊙パパイヤ…………………………………………………………163
⊙ハマビシ（トリビュラス）……………………………………163
⊙パラアミノ安息香酸……………………………………………164
⊙パンガミン酸……………………………………………………164
⊙パンクレアチン…………………………………………………164
⊙パントテン酸（ビタミン B$_5$, パンテチン）………………164
⊙ビーベノム………………………………………………………165
⊙ビール酵母………………………………………………………165
⊙ピクノジェノール（松樹皮抽出物）…………………………165
⊙ビタミン A………………………………………………………165
⊙ビタミン B$_6$（ピリドキシン）………………………………166
⊙ビタミン C（アスコルビン酸）………………………………166
⊙ビタミン D………………………………………………………167
⊙ビタミン E………………………………………………………167
⊙ビタミン K………………………………………………………168
⊙ビルベリー………………………………………………………168
⊙ビンポセチン（カビントン，エチルエステル）……………168
⊙フィーバーフュー（ナツシロギク，アルタミス）…………169
⊙フィチン酸（イノシトール 6 リン酸）………………………169
⊙プーアール茶……………………………………………………169
⊙フェニルアラニン………………………………………………170
⊙フェヌグリーク（コロハ）……………………………………170

xix

- ⊙フェンネル（ウイキョウ） ···················· 170
- ⊙フスマ··················· 170
- ⊙ブドウ··················· 171
- ⊙ブプレウルム（ミシマサイコ，ツキヌキサイコ） ···················· 171
- ⊙冬葵［フユアオイ］（トウキシ，カンアオイ）··········· 171
- ⊙ブラダーラック（岩藻，ヒバマタ，フーカス） ·············· 171
- ⊙ブラックコホッシュ（ルイヨウボタン，アメリカルイヨウボタン） ··· 172
- ⊙ブラックサイリウム（サイリウム） ················ 172
- ⊙ブラックホアハウンド（クロニガハッカ） ··············· 172
- ⊙ブロメライン（ブロメラインパイナップル） ·············· 172
- ⊙分岐鎖アミノ酸（BCAA） ················· 173
- ⊙ベータグルカン··················· 173
- ⊙ペクチン··················· 173
- ⊙紅麹［ベニコウジ］ ················· 174
- ⊙ベニノキ（アナトー） ················ 174
- ⊙紅花［ベニバナ］ ················· 174
- ⊙ペパーミント（セイヨウハッカ） ················ 174
- ⊙ペポカボチャ··················· 175
- ⊙ペラルゴニウム・シドイデス·············· 175
- ⊙ベルベリン··················· 175
- ⊙ホウ素··················· 176
- ⊙ホエイプロテイン··················· 176
- ⊙ホーリーバジル（トゥルシー，カミメボウキ） ·············· 176
- ⊙菩提樹［ボダイジュ］（シナノキ，リンデン）··········· 176
- ⊙ホップ（セイヨウカラハナソウ） ················ 177
- ⊙ボラージ（ルリジサ） ················ 177
- ⊙ポリコサノール··················· 177
- ⊙マーシュティー（ヒメシャクナゲ，イソツツジ） ············· 177
- ⊙マイタケ··················· 177
- ⊙麻黄［マオウ］ ················· 178
- ⊙マグネシウム··················· 178
- ⊙マザーワート（ヤクモソウ，メハジキ，ホソバメハジキ） ············ 179
- ⊙マテ茶··················· 179

⊙マンナ（マンナトネリコ） ……………………………………… 179

⊙ミツガシワ（スイサイ，ミズハンゲ） ……………………… 179

⊙ミルラ（没薬［モツヤク］）（ミルラノキ，没薬樹） ……… 180

⊙メソグリカン（グリコサミノグリカン） …………………… 180

⊙メトキシル化フラボン（ポリメトキシフラボノイド） ……… 180

⊙メラトニン……………………………………………………… 181

⊙メリッサ（コウスイハッカ，セイヨウヤマハッカ，レモンバーム）… 181

⊙モクレン………………………………………………………… 181

⊙薬用ガレーガ…………………………………………………… 181

⊙ユーカリ（ユーカリノキ，ユーカリプタス） ……………… 182

⊙葉酸（ビタミン B_9） ………………………………………… 182

⊙ヨーグルト（乳酸菌） ………………………………………… 182

⊙ヨーロピアンバックソーン（セイヨウクロウメモドキ） …… 183

⊙ライコウトウ（タイワンクロヅル） ………………………… 183

⊙ライム（実，皮） ……………………………………………… 183

⊙ラビジ（ロベジ，ラベージ） ………………………………… 183

⊙ラベンダー……………………………………………………… 184

⊙藍藻［ランソウ］（スピルリナ）……………………………… 184

⊙リチウム………………………………………………………… 184

⊙リボース（D-リボース） ……………………………………… 185

⊙リョクチャ……………………………………………………… 185

⊙リンゴ酢………………………………………………………… 186

⊙霊芝［レイシ］（マンネンタケ，ロッカクレイシ）………… 186

⊙レッドクローバー（ムラサキツメクサ，アカツメクサ） …… 186

⊙レンギョウ（レンギョウウツギ） …………………………… 186

⊙レンゲ（オウギ） ……………………………………………… 187

⊙ローズヒップ…………………………………………………… 187

⊙ワイルドレタス（ラクツカリュームソウ，トゲハニガナ，ケジシャ）

……………………………………………………………… 187

⊙ワイン…………………………………………………………… 188

Column

- 別名の例……………………………………………………………… 15
- 文献のサマリーの見つけ方………………………………………… 16
- シクロスポリンとセントジョーンズワートについて………………… 42
- 服薬指導で役に立つ！血糖降下薬とサプリメントについて………… 47
- ワルファリンと相互作用を持つサプリメント……………………… 54
- 服薬指導で役に立つ！〜血液障害とサプリメントの関係〜………… 55
- 服薬指導で役に立つ！〜ジソピラミドとサプリメントの相互作用〜…… 61
- 服薬指導で役に立つ！〜パロキセチンとサプリメントの関係〜………… 74
- 服薬指導で役に立つ！〜レストレスレッグス症候群とサプリメント〜

　………………………………………………………………………… 80

- 大豆イソフラボンの女性ホルモン様作用…………………………… 84
- カルシウムとビスホスホネート製剤………………………………… 85
- 服薬指導で役に立つ！〜ガイドラインに掲載されているサプリメント〜

　………………………………………………………………………… 87

- 服薬指導で役に立つ！〜低カリウム血症と注意すべきサプリメント〜

　………………………………………………………………………… 87

- 服薬指導で役に立つ！〜エチゾラムとの併用で注意すべきサプリメント〜

　………………………………………………………………………… 92

- 服薬指導で役に立つ！〜サプリメントの摂取状況から，患者情報を引き
出す〜………………………………………………………………… 101

第1章

サプリメントと医薬品の相互作用の調べ方

よく知らないサプリメントについては薬局でたずねたり書籍で調べますが，現実にはインターネットが頼りです．
　著者は以下のような手法をとっています．
　ひとつの例として，《セント・ジョーンズ・ワート》を調べます．PCの画面には検索エンジンが出ている状態です．

A．独立行政法人　国立健康・栄養研究所

1)「健康食品」の安全性・有効性情報

　栄養研を検索して現れる画面から，検索エンジンの上位に出てくる，「健康食品」の安全性・有効性情報［独立行政法人国立健康・栄養研究所］hfnet.nibiohn.go.jp を選択します．

　「健康食品」の安全性・有効性情報／Information system on safety and effectiveness for health foods のタイトルが現れます．タイトルのすぐ下から「素材情報データベース」を選択します．

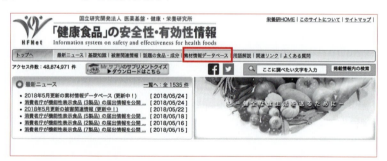

　調べたいサプリメントは《セント・ジョーンズ・ワート》ですから，「さ（行）」を選択するか，検索窓に入力します．しかしながら，セント・ジョーンズ・ワー

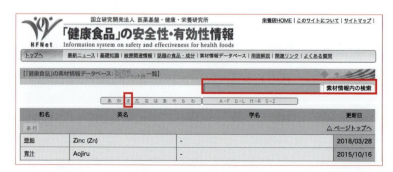

トは見当たりません．サプリメントには別名が多いので，これは別名を探す必要があります．

　そこで，栄養研の画面をそのままにしておいて，検索エンジンで《セント・ジョーンズ・ワート》を検索すると，【セント・ジョーンズ・ワート（英：St. John's wort）は，一般的にセイヨウオトギリソウ（Hypericum perforatum, 西洋弟切草，英語では Klamath weed, Goat weed とも呼ばれる）という植物種のことを指す．】と出てきました．

　セント・ジョーンズ・ワートの別名はセイヨウオトギリソウでした．栄養研の画面に戻ります．セイヨウオトギリソウはありました．

　セイヨウオトギリソウ（セントジョーンズワート）｜ St. John's wort ｜ Hypericum perforatum L.　とあります．前から，［和名］［英名］［学名］の順です．

2）調べ方

　セイヨウオトギリソウ（セントジョーンズワート）をクリックすると，第1頁【同意確認】の文面が現れ「健康食品」の素材情報を正しく理解して頂くために，と表示されています．同意すべき内容が示されていますので確認して，ページ最下段にある，オレンジ色の丸印の上に書かれた「同意する」をクリックします．

　【「健康食品」の素材情報データベース】が現れ，いくつかの注意書きがあります．

　そのすぐ下に［すべての情報を表示］［画面を閉じる］と表示されるので，［すべての情報を表示］を選択しますと，以下が表示されます．

項 目	内 容
名称	セイヨウオトギリソウ (セントジョーンズワート)　[英]St. John's wort　[学名]Hypericum perforatum L.
概要	セイヨウオトギリソウはヨーロッパ原産で、アジア、北アフリカに分布する多年草で30〜90 cmの高さになる。セイヨウオトギリソウの中国語名は「貫葉連翹」である。俗に、「うつ状態を改善する」などと言われて、軽度のうつ状態に対しては、一部にヒトでの有効性が示唆されている。ドイツのコミッションE(ドイツの薬用植物の評価委員会)は、うつ状態に対する使用を承認している。安全性については、光過敏症、睡眠障害、胃腸の不調などの副作用や様々な医薬品との相互作用があるため、使用には注意が必要とされている。妊娠中・授乳中の摂取は、危険性が示唆されていることから避ける。光線療法中は使用禁止。その他、詳細については、「すべての情報を表示」を参照。
法規・制度	・別名としてセントジョーンズワート/ヒペリクムソウがある。全草は「医薬品的効果効能を標ぼうしない限り医薬品と判断しない成分本質 (原材料) 」に区分される(30) 。

確認の際に必ずチェックして欲しい項目は次のとおりです．

名称★

概要★

法規・制度

成分の特性・品質

　主な成分・性質

　分析法

有効性（臓器別に記載されていて「調べた文献のなかで見当たらない」としているものもあります）

　ヒトでの評価

　参考情報

　　試験管内・動物他での評価

安全性（危険情報，禁忌対象者，医薬品等との相互作用，動物他での毒性試験，AHPA クラス分類および勧告）

総合評価

　安全性★

　有効性★

　参考文献

このなかから，必要な情報を確認します．

3) 保存しておきたい有用な資料（要旨）

◆概要
　セイヨウオトギリソウはヨーロッパ原産で，アジア，北アフリカに分布する多年草で30～90cm の高さになる．セイヨウオトギリソウの中国語名は「貫葉連翹」である．俗に，「うつ状態を改善する」などといわれて，軽度のうつ状態に対しては，一部にヒトでの有効性が示唆されている．ドイツのコミッションE（ドイツの薬用植物の評価委員会）は，うつ状態に対する使用を承認している．
◆安全性
　・妊娠中・授乳中の摂取は危険が示唆されている．
　・人によって，不眠，落ち着きのなさ，不安，動揺，いらつき，胃腸の不快感，疲労感，口渇，めまい，頭痛，皮膚のかゆみ，錯覚，遅延性過敏反応などの副作用がみられる場合がある．
　・光線療法中は使用禁止．
◆有効性
　・抽出物は，軽症あるいは中等症の抑うつに対してはおそらく有効である．また，不安症に対し，有効性が示唆されている．

　これらの情報の根拠を確認するときは，文献を検索しなければなりません．PMID（パブメドアイディー，PubMed Unique Identifier）が信頼できます．

B. ナチュラルメディシン・データベース

1）概要

　【総監修】日本医師会, 日本薬剤師会, 日本歯科医師会. ナチュラルメディシン・データベース　健康食品・サプリメント［成分］のすべて　国際標準　機能性食品便覧.

　これは一冊の書籍で, 一般社団法人日本健康食品・サプリメント情報センターが発行しています.

2）調べ方

　索引でセント・ジョーンズ・ワートをみると, 550（頁）とすぐに出てきました. ちなみにセイヨウオトギリソウをみると, セント・ジョンズ・ワートをみるようにと指示しています. 目次は下記のとおりです.

　★概要

　★効き目は

　有効性レベル②　　軽症ないし中等症うつ病

　有効性レベル③　　更年期症候群, 身体化障害, 創傷治癒

　有効性レベル④　　注意欠陥多動性障害, C型肝炎ウイルス感染, HIV/エイズ, 糖尿病に伴う痛みの緩和, 過敏性腸症候群

　科学的データが不十分です

　強迫性障害, 月経前症候群, 季節性情動障害, 禁煙, 胸やけ, 紫斑, 皮膚疾患, 片頭痛, 神経痛, 坐骨神経痛, 興奮性, 線維筋痛症, 慢性疲労症候群, 筋肉痛, 癌, 体重減少など.

　体内での働き

　　★安全性

　★医薬品との相互作用は

　［高］高度（＝併用禁忌）　28件

　［中］中等度（＝併用注意）　9件

　［低］低度　2件

　　★ハーブおよび健康食品・サプリメントとの相互作用

　　　投与量の目安

　　　別名ほか

ナチュラルメディシン・データベースでは有効性レベルは次のように定義されています.

　①効きます

　②おそらく利きます

　③効くと断言できませんが，効能の可能性が科学的に示唆されてます

　④効かないかもしれません

　⑤おそらく利きません

　⑥効きません

　ここでは，有効性レベルの①②③，そして医薬品との相互作用の［高］［中］をチェックすれば臨床的にはまず十分です.　参考文献はありません.

3）保存しておきたい有用な資料

◆概要
　セント・ジョンズ・ワートはハーブです.　昔から幅広い病状に対する使用継承されてきました.　現代では，うつ病に対する使用が最も一般的です.　いくつかの研究により，三環系抗うつ薬および軽度から中度の抗うつ薬である選択的セロトニン再取り込阻害薬と同様の効果があることが示唆されています.

◆有効性
　軽症ないし中等症うつ病，更年期症候群，身体化障害，創傷治癒.

◆安全性
　経口摂取による短期間の使用ならば，ほとんどの人に安全.　不眠，悪夢，情緒不安定，不安感，神経過敏，腹痛，疲労感口の渇き，めまい，頭痛，下痢，痛みなどの副作用を引き起こす可能性がある.　医師の指示なしに2カ月以上の摂取は行わないこと.　光過敏反応を起こす可能性がある.　妊娠する予定のある女性，授乳婦，子どもをつくる予定のある男性，注意欠陥多動性障害，双極性障害，統合失調症，アルツハイマー病，重度のうつ病，2週間以内に手術を受ける予定の人は使用してはいけません.

6

C．WebMD　www.webmd.com

1）概要
　世界最大級の医療情報サイトです．
　WebMD は米国に本拠地を置く世界最大級の医療情報サイト「Medscape」を運営する組織です．

2）調べ方
　WebMD のタイトルのすぐ下に 5 個の小見出しが以下のように横一列で並んでいます．

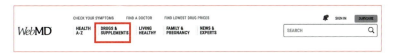

　DRUGS & SUPPLEMENTS が目的とする情報源ですから，これをクリックします．真ん中の Drugs & Medications A-Z を選びます．
　アルファベットが並んでいます．「S」を選び，「St」から St. John's Wort を見つけ出します．しかし，ここで St. John's Wort (bulk) powder と St. John's Wort の 2 つがあり戸惑います．St. John's Wort (bulk) powder をクリックしましたが，中身はほとんどありません．St. John's Wort をクリックして目指す画面に入れました．

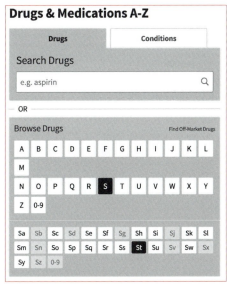

総論は Overview から得られます.

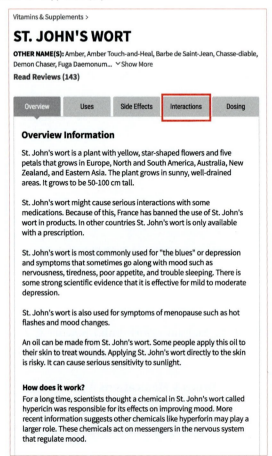

相互作用は Interactions から得られます．Interactions に入ると，まず，最上段に赤い丸に×印が付いたアラームのマークがあります．

資料は中見出しにより3段階に分類されています．

上から，

Major Interaction　Do not take this combination（併用してはいけません＝併用禁忌）

Moderate Interaction　Be cautious with this combination（併用に十分に注意してください＝併用注意）

Minor Interaction　Be watchful with this combination（注意を怠らないこと）

です.

St. John's Wort では，Major Interaction は 30 件，Moderate Interaction は 9 件，Minor Interaction は 2 件でした.

3）保存しておきたい有用な資料（要旨）

◆概要
St. John's wort is an herb. Its flowers and leaves are used to make medicine.
St. John's wort is most commonly used for depression and conditions that sometimes go along with depression such as anxiety, tiredness, loss of appetite and trouble sleeping. There is some strong scientific evidence that it is effective for mild to moderate depression. 以下略
◆安全性
St. John's wort is LIKELY SAFE when taken by mouth for up to 12 weeks. Some evidence suggests it can be used safely for over one year. It can cause some side effects such as trouble sleeping, vivid dreams, restlessness, anxiety, irritability, stomach upset, fatigue, dry mouth, dizziness, headache, skin rash, diarrhea, and tingling. Take St. John's wort in the morning or lower the dose if it seems to be causing sleep problems.
◆有効性
Likely Effective for...
Mild to moderate depression. St. John's wort might not be as effective for more severe cases of depression.
Possibly Effective for...
Menopausal symptoms. Some evidence suggests that some specific combinations of St. John's wort plus black cohosh (Remifemin; Gynoplus, Jin-Yan Pharm) can help improve menopausal symptoms such as hot flashes. The effects of St. John's wort alone on menopausal symptoms are inconsistent. Some, but not all, research suggests that St. John's wort might reduce hot flashes. However, St. John's wort does not seem to improve sleep, quality of life, or other menopausal symptoms. 以下略

あえて原語のままで掲載しました. このような雰囲気です.

4）参考文献

WebMD には参考文献が数多く集積されています. 相互作用の記載の Moderate Interaction　Be cautious with this combination 最下段のすぐ下に，View clinical references for this vitamin or supplement と書かれていますので，これをクリックすると文献がアルファベット順に表記されます.

References の著者名に引き続いて，文献名・論文タイトル・掲載誌の名称・掲載されている頁と年号などが書かれています. St. John's Wort に関連する論文は 443 編ありました.

D. RxList　http://www.rxlist.com/

　本書では，公開されているデータベースで信頼性が高く，読者が基本的な資料比較的入手しやすいものは何かと探した結果，このRxListのWebサイトと前項のWebMDを情報の中核としました．

1）RxListの信頼性について
　東京大学病院臨床研究支援センターのウェブサイトでは，「医薬品・医療機器情報，副作用自発報告」の項目で，FDAと同格扱いで【RxList：米国医薬品添付文書情報データベース】を支持しています．また，田辺製薬の医療関係者へのウェブサイトによると，RxListに関して次のように書かれてあります．お役立ちWebサイト　/　添付文書情報・海外情報」のなかでFDAと同格扱いで【RxList http://www.rxlist.com/script/main/hp.asp　米国処方箋薬の添付文書集．メーカーが出す添付文書には記載されていない事項（性差，高齢者，小児などに対する注意事項）も収載．同種同効薬の比較データも記載されており，薬剤選択のエビデンスとしても役立つ．】
　ともに情報の信頼度が高いことを示唆しています．

2）調べ方
　クリックすると，青い字で【RxList】の表題とともに，横一列で目次が現れます．

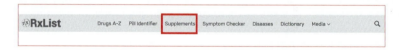

　ここで，Supplementsを選択すると，Vitamins, Herbs, and Dietary Supplementsのタイトルとともに「A」から「Z」までのアルファベットが表示されます．
　調べたい内容は，セントジョーンズワートSt. John's Wortですから，「S」をクリックします．すると　｜Sa-Sa｜に始まり，｜Sy-Sz｜までSは12に分けられています．St. John's wort　は　｜Sq-St｜ですから，ここを選択します．St. と頭についているサプリメントだけでも14個あります．St. John's Wortをクリックして目指す画面に入れました．
　St. John's Wortと医薬品との相互作用があるものがリストアップされているのは，「Are there any interactions with medications?」です．

10

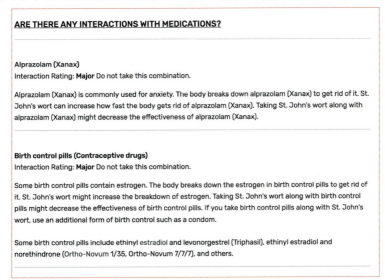

クリックすると相互作用は重症度により，3段階に分類されています．

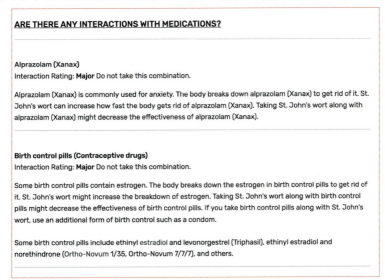

上から，

　Interaction Rating: Major　Do not take this combination（併用してはいけません＝併用禁忌），

　Interaction Rating: Moderate　Be cautious with this combination（併用に十分

に注意してください＝併用注意），

Interaction Rating: Minor　Be cautious with this combination（注意を怠らないこと）となります．

St. John's Wort では，Major 重度 18，Moderate 中等度 26，Minor 軽度 2 です．

相互作用の一覧表の最後に，FDA the Food and Drug Administration 米国食品医薬品局のサインがあり，このデータベースは国が認めていることを裏づけています．

3）保存しておきたい有用な資料

WebMD とほぼ同じです．

◆概要
St. John's wort is an herb. Its flowers and leaves are used to make medicine.
◆安全性
St. John's wort is safe for most people when taken by mouth short-term. It can cause some side effects such as insomnia, vivid dreams, restlessness, anxiety, irritability, stomach upset, fatigue, dry mouth, dizziness, headache, skin rash, diarrhea, and tingling. St. John's wort can cause skin to become extra sensitive to the sun. Wear sunblock outside, especially if you are light-skinned.

Do not use St. John's wort　if:
You are pregnant or breast-feeding., trying to get pregnant or father a child, attention deficit-hyperactivity disorder (ADHD), You have bipolar disorder, schizophrenia, Alzheimer's disease, major depression, scheduled for surgery in the next two weeks.
◆有効性
Likely Effective for...
Mild to moderate depression. St. John's wort might not be as effective for more severe cases of depression.
Possibly Effective for...
Menopausal symptoms. Some research shows that a combination of St. John's wort plus black cohosh can help improve menopausal symptoms.Somatization disorder.

E. 書籍

インターネットによる情報収集以外に，書籍ももちろん有用です．このような書籍をお勧めします．

- 橋詰直孝（監）：エビデンスに基づく ハーブ＆サプリメント事典，南江堂，2008
- 澤田康文（著）：薬と食の相互作用＜第3巻＞，医薬ジャーナル，2012
- 藤村昭夫（著）：思いもしなかった健康食品と薬の相互作用，永井書店，2011
- 奥村勝彦（監）：一目でわかる　医薬品と飲食物・サプリメントの相互作用とマネジメント 改訂版，フジメディカル出版，2007
- 堀美智子（監）：医薬品・食品 相互作用ハンドブック，じほう，2006

F. 参考資料

参考までに，データベース情報量の比較を表にしました．

表① データベース情報量の比較

データベースの情報源		「健康食品」の安全性・有効性情報	ナチュラル・メディシン・データベース	WebMD	RxList
言語		日本語	日本語	英語	英語
収載サプリメント数		約900品目	約1,100品目	（注1）	（注2）
SJW^(注3)相互作用掲載サプリメント数/重症度別	重度	記載なし	28	30	18
	中等度	記載なし	9	9	26
	軽度	記載なし	2	2	2
特徴と難点		手軽に調べることができる．日本語の文献からも情報を収集している．重症度の区別が分かりにくい．	読みやすくまとめられている．有償である．	参考文献数が4万件と豊富．原語で書かれてある．	FDA米国食品医薬品局の資料と同格の信頼性がある．原語で書かれてある．

（注1）＝アルファベット「A」の項目のみで約700のサプリメント名がある．
（注2）＝「A」の項目のみで約1,000ある．
（注3）＝SJW（*）：St. John's Wort.

Column

●別名の例

◆本書では別名を可能な限り記載しました．たとえば，次の例のものでは「別名」を使われてしまうと，何と同じか知らなければ推測の仕様もありません．

- アシュワガンダ⇒別名：インドニンジン，ウィザニア，ウィタニア Ajagandha, Ashwagandha, Amangura, Withania
- ウスベニタチアオイ⇒別名：アルテア，ビロードアオイ，マシュマロー Althaea, Marshallow
- エキナセア⇒別名：パープルコーンフラワー，プルプレア，ムラサキバレンギク Echinacea
- ケール⇒別名：キャベツ，ハゴロモカンラン Cabbage, Kale

マシュマローとはお菓子の名前でしょうと言いたくなります．実は，そうなのです．その昔はマシュマロにはウスベニタチアオイの根からとれる澱粉が使われていたそうです．また，私たちが普段見ているキャベツと，青汁の原材料として有名なグリーンの色の濃いケールとが同じものとはとても思えません．ですが，ケールはアブラナ科の野菜でキャベツの一種なのです．

◆セント・ジョンズ・ワートの欧文別名は次のとおりです．

Amber, Amber Touch-and-Heal, Barbe de Saint-Jean, Chasse-diable, Demon Chaser, Fuga Daemonum, Goatweed, Hardhay, Herbe à la Brûlure, Herbe à Mille Trous, Herbe Aux Fées, Herbe Aux Mille Vertus, Herbe Aux Piqûres, Herbe de Saint Éloi, Herbe de la Saint-Jean, Herbe du Charpentier, Herbe Percée, Hierba de San Juan, Hypereikon, Hyperici Herba, Hypericum perforatum, Klamath Weed, Millepertuis, Millepertuis Perforé, Rosin Rose, Saint John's Wort, Saynt Johannes Wort, SJW, Tipton Weed.

Column

●文献のサマリーの見つけ方

　たとえばセイヨウオトギリソウSt. John's wortと医薬品との相互作用は，以下のように調べることができます．

　相互作用で併用禁忌のひとつに，「P450 CYP3A4で代謝される医薬品とは併用しないこと」とあります．では，その文献を探さねばなりません．

1) WebMDを用いる方法

　WebMDでSt. John's wortの相互作用の頁に入り，「View clinical references for this vitamin or supplement」を開きます．収録されている論文の数は，実に443編あります．

　その443編中に，P450に関する文献は20編ありました．ここで，その20編から選んだ論文名を用いて検索をかけます．具体的な例をお示しします．

　Phytomedicine. 2000 Jul;7 (4) :273-82.　An in vitro evaluation of human cytochrome P450 3A4 inhibition by selected commercial herbal extracts and tinctures.　Budzinski JW1, Foster BC, Vandenhoek S, Arnason JT.

　この論文では，《Phytomedicine. 2000 Jul;7 (4) :273-82.》を検索のためのキーワードとみなします．YAHOO検索をかけると，論文が見つかり，以下のサマリーを得ることができます．

　Serial dilutions of 21 commercial ethanolic herbal extracts and tinctures, and 13 related pure plant compounds have been analyzed for their in vitro cytochrome P450 3A4 (CYP3A4) inhibitory capability via a fluorometric microtitre plate assay. Roughly 75% of the commercial products and 50% of the pure compounds showed significant inhibition of CYP3A4 metabolite formation. For each herbal product and pure compound exhibiting dose-dependency, the inhibition values were used to generate median inhibitory concentration (IC50) curves using linear regression. Among the commercial extracts, Hydrastis canadensis (goldenseal), Hypericum perforatum (St. John's wort), and Uncaria tomentosa (cat's claw) had the lowest IC50 values 以下略.

2) Google Scholarを用いる方法

　Google Scholarを呼び出して，論文の表題に当たる部分【Phytomedicine. 2000 Jul;7 (4) :273-82.　An in vitro evaluation of human cytochrome P450 3A4 inhibition by selected commercial herbal extracts and tinctures. Budzinski JW1, Foster BC, Vandenhoek S, Arnason JT.】を入力します．サマリーが出てきます．

第2章

ハイリスク薬と
サプリメントの
相互作用

医薬品には，厚生労働省が"薬剤師の業務において，事故に特に注意が必要で，安全管理のため特に専門家による薬学的管理の関与が必要な医薬品であり，安全管理を誤ると被害をもたらしうる医薬品である"と定義したハイリスク薬という分類がある．具体的には，抗HIV薬，抗悪性腫瘍薬，免疫抑制薬，膵臓ホルモン薬，血糖降下薬，血液凝固阻止薬，不整脈用薬，ジギタリス製剤，精神神経用薬，抗てんかん薬などが該当する．これらハイリスク薬は必要な薬学的管理および指導を行った際に，特定薬剤管理指導加算がなされる．そして，その管理や指導には，併用している食事やサプリメントの確認が含まれる．

　そこで本章では，ハイリスク薬の分類ごとに，サプリメントとの相互作用が懸念されるハイリスク薬と，その相互作用および相互作用を引き起こす機序などを掲載することとした．更に医薬品で表記される併用禁忌を「避けること」，併用注意を「要注意」として重要度を示している．

　具体例を示す．抗悪性腫瘍薬のイクスタンジ（一般名エンザルタミド）やフェマーラ（レトロゾール）には，セントジョーンズワートが併用禁忌として報告されている．セントジョーンズワートがCYP3A4を誘導し，CYP3A4で代謝される薬剤の代謝を促進し，薬剤の作用を減弱するためである．他にも中枢神経系に抑制作用がある精神神経用薬では併用に注意が求められるサプリメントが少なくない．

　また本章ではハイリスク薬以外の薬剤に関しては「ハイリスク薬ではないが，サプリメントとの相互作用が懸念される重要な薬剤」として掲載しているので，実際の臨床現場にて医薬品とサプリメントの相互作用を考える際に参考にされたい．

凡例

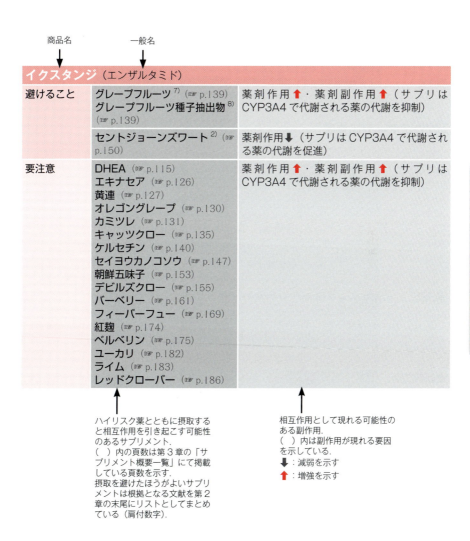

Ⓐ ハイリスク薬

1. 抗HIV薬

①非ヌクレオシド系逆転写酵素阻害薬

ストックリン （エファビレンツ）		
避けること	ニンニク [1] （☞ p.160）	薬剤作用⬇（サプリは薬剤の代謝を促進）
要注意	イチョウ （☞ p.122）	薬剤作用⬇（サプリは CYP3A4 で代謝される薬の代謝に影響する）

②プロテアーゼ阻害薬

ビラセプト （ネルフィナビルメシル酸塩）		
避けること	セントジョーンズワート [2] （☞ p.150）	薬剤作用⬇（サプリは CYP3A4 で代謝される薬の代謝を促進．P糖蛋白ポンプで排出される医薬品．サプリがポンプの活性を高めて薬剤の排泄を促進）

インビラーゼ （サキナビルメシル酸塩）　［※ 2018 年 3 月末経過措置満了］		
避けること	ニンニク [3] （☞ p.160）	薬剤作用⬇（サプリは薬剤の代謝を促進）
	グレープフルーツ種子抽出物 [4] （☞ p.139）	薬剤作用⬆・薬剤副作用⬆（サプリは薬剤の吸収を増大する）
要注意	オレゴングレープ （☞ p.130） カミツレ （☞ p.131）	薬剤作用⬆・薬剤副作用⬆（サプリは CYP3A4 で代謝される薬の代謝を抑制）
	ビタミン E （☞ p.167）	薬剤作用⬇（サプリは CYP3A4 で代謝される薬の代謝を促進）

クリキシバン （インジナビル硫酸塩エタノール付加物）		
避けること	セントジョーンズワート [2] （☞ p.150）	薬剤作用⬇（サプリは CYP3A4 で代謝される薬の代謝を促進）
	ニンニク [5] （☞ p.160）	薬剤作用⬇（サプリは薬剤の代謝を促進）
	グレープフルーツ [6] （☞ p.139）	薬剤作用⬆・薬剤副作用⬆（サプリは薬剤の代謝を抑制）

A. ハイリスク薬／1. 抗HIV薬

要注意	DHEA (☞ p.115) アメリカンエルダー (☞ p.120) エキナセア (☞ p.126) 黄連 (☞ p.127) オレゴングレープ (☞ p.130) カミツレ (☞ p.131) キャッツクロー (☞ p.135) ケルセチン (☞ p.140) セイヨウカノコソウ (☞ p.147) 朝鮮五味子 (☞ p.153) デビルズクロー (☞ p.155) バーベリー (☞ p.161) フィーバーフュー (☞ p.169) 紅麹 (☞ p.174) ベルベリン (☞ p.175) ユーカリ (☞ p.182) ライム (☞ p.183) レッドクローバー (☞ p.186)	薬剤作用↑・薬剤副作用↑（サプリは CYP3A4 で代謝される薬の代謝を抑制）
	グッグル (☞ p.137) タンジン (☞ p.153) ビタミンE (☞ p.167)	薬剤作用↓（サプリは CYP3A4 で代謝される薬の代謝を促進）
	甘草 (☞ p.133)	何らかの影響が現れる（サプリは CYP3A4 で代謝される薬の代謝に影響を与える）
	ボラージ (☞ p.177)	有害物質をより多く発生（サプリが代謝されるときに有害物質発生）
	ビタミンC (☞ p.166)	薬剤作用↓（サプリは薬剤の量を減少させる）

2. ハイリスク薬とサプリメントの相互作用

2. 抗悪性腫瘍薬

①抗悪性腫瘍薬全般

要注意	ビタミンC（☞ p.166） ビタミンE（☞ p.167）	薬剤作用⬇（サプリは薬剤の作用を減弱させる）
	α-リポ酸（☞ p.117） グルタミン（☞ p.138）	薬剤作用⬇（詳細不明）

②アルキル化薬

イホマイド（イホスファミド）

避けること	セントジョーンズワート[2]（☞ p.150）	薬剤作用⬇（サプリはCYP3A4で代謝される薬の代謝を促進）
要注意	アメリカンエルダー（☞ p.120） 黄連（☞ p.127） オレゴングレープ（☞ p.130） カミツレ（☞ p.131） セイヨウカノコソウ（☞ p.147） フィーバーフュー（☞ p.169） 紅麹（☞ p.174） ベルベリン（☞ p.175） ユーカリ（☞ p.182） ライム（☞ p.183）	薬剤作用⬆・薬剤副作用⬆（サプリはCYP3A4で代謝される薬の代謝を抑制）
	グッグル（☞ p.137） ニンニク（☞ p.160） ビタミンE（☞ p.167）	薬剤作用⬇（サプリはCYP3A4で代謝される薬の代謝を促進）
	甘草（☞ p.133）	何らかの影響が現れる（サプリはCYP3A4で代謝される薬の代謝に影響を与える）

エンドキサン（シクロホスファミド水和物）

要注意	レンゲ（☞ p.187）	薬剤作用⬇（薬剤とサプリの作用が拮抗する）

③代謝拮抗薬（葉酸拮抗薬）

メソトレキセート（メトトレキサート）

要注意	葛（☞ p.136） 葉酸（☞ p.182）	薬剤作用⬆・薬剤副作用⬆（サプリは薬剤の排泄を抑制）

④代謝拮抗薬（ピリミジン拮抗薬）

5-FU（フルオロウラシル）

要注意	葉酸（☞ p.182）	胃の疾患が増悪する（詳細不明）

ゼローダ（カペシタビン）

要注意	葉酸（☞ p.182）	胃の疾患が増悪する（サプリが薬剤の作用を増強させる）

A．ハイリスク薬／2．抗悪性腫瘍薬

⑤微小管阻害薬（ビンカアルカロイド）

オンコビン（ビンクリスチン硫酸塩）

避けること	グレープフルーツ[7]（☞p.139） グレープフルーツ種子抽出物[8] （☞p.139）	薬剤作用↑・薬剤副作用↑（サプリは CYP3A4 で代謝される薬の代謝を抑制）
	セントジョーンズワート[2]（☞p.150）	薬剤作用↓（サプリは CYP3A4 で代謝される薬の代謝を促進）
要注意	DHEA（☞p.115） アメリカンエルダー（☞p.120） イチョウ（☞p.122） エキナセア（☞p.126） オレゴングレープ（☞p.130） カミツレ（☞p.131） キャッツクロー（☞p.135） ケルセチン（☞p.140） 朝鮮五味子（☞p.153） デビルズクロー（☞p.155） バーベリー（☞p.161） フィーバーフュー（☞p.169） 紅麹（☞p.174） ベルベリン（☞p.175） ユーカリ（☞p.182） ライム（☞p.183） レッドクローバー（☞p.186）	薬剤作用↑・薬剤副作用↑（サプリは CYP3A4 で代謝される薬の代謝を抑制）
	グッグル（☞p.137） タンジン（☞p.153）	薬剤作用↓（サプリは CYP3A4 で代謝される薬の代謝を抑制）
	ボラージ（☞p.177）	有害物質をより多く発生（サプリが代謝されるときに有害物質発生）
	甘草（☞p.133）	何らかの影響が現れる（サプリは CYP3A4 で代謝される薬の代謝に影響を与える）

エクザール（ビンブラスチン硫酸塩）

避けること	セントジョーンズワート[2]（☞p.150）	薬剤作用↓（サプリは CYP3A4 で代謝される薬の代謝を促進．P 糖蛋白ポンプで排出される医薬品．サプリがポンプの活性を高めて薬剤の排泄を促進）
要注意	オレゴングレープ（☞p.130） カミツレ（☞p.131）	薬剤作用↑・薬剤副作用↑（サプリは CYP3A4 で代謝される薬の代謝を抑制）

2．ハイリスク薬とサプリメントの相互作用

23

フィルデシン（ビンデシン硫酸塩）		
避けること	セントジョーンズワート[2]（☞ p.150)	薬剤作用⬇（サプリは CYP3A4 で代謝される薬の代謝を促進）
要注意	アメリカンエルダー（☞ p.120) 黄連（☞ p.127) オレゴングレープ（☞ p.130) カミツレ（☞ p.131) セイヨウカノコソウ（☞ p.147) 紅麹（☞ p.174) ベルベリン（☞ p.175)	薬剤作用⬆・薬剤副作用⬆（サプリは CYP3A4 で代謝される薬の代謝を抑制）
	グッグル（☞ p.137) ニンニク（☞ p.160) ビタミンE（☞ p.167)	薬剤作用⬇（サプリは CYP3A4 で代謝される薬の代謝を促進）
	甘草（☞ p.133)	何らかの影響が現れる（サプリは CYP3A4 で代謝される薬の代謝に影響を与える）

ナベルビン（ビノレルビン酒石酸塩）		
避けること	セントジョーンズワート[2]（☞ p.150)	薬剤作用⬇（サプリは CYP3A4 で代謝される薬の代謝を促進）
要注意	アメリカンエルダー（☞ p.120) 黄連（☞ p.127) オレゴングレープ（☞ p.130) カミツレ（☞ p.131) セイヨウカノコソウ（☞ p.147) 紅麹（☞ p.174) ベルベリン（☞ p.175)	薬剤作用⬆・薬剤副作用⬆（サプリは CYP3A4 で代謝される薬の代謝を抑制）
	グッグル（☞ p.137) ニンニク（☞ p.160) ビタミンE（☞ p.167)	薬剤作用⬇（サプリは CYP3A4 で代謝される薬の代謝を促進）
	甘草（☞ p.133)	何らかの影響が現れる（サプリは CYP3A4 で代謝される薬の代謝に影響を与える）

⑥微小管阻害薬（タキサン）

タキソール（パクリタキセル）		
避けること	セントジョーンズワート[2]（☞ p.150)	薬剤作用⬇（サプリは CYP3A4 で代謝される薬の代謝を促進．P糖蛋白ポンプで排出される医薬品．サプリがポンプの活性を高めて薬剤の排泄を促進）
要注意	ケルセチン（☞ p.140)	薬剤作用⬆・薬剤副作用⬆（サプリは CYP2C8 で代謝される薬の代謝を抑制）
	グルコサミン硫酸塩（☞ p.138)	薬剤作用⬇（サプリは腫瘍細胞の転写速度を増大する）
	ビタミンA（☞ p.165)	薬剤作用⬆（サプリは CYP2C8，CYP3A4 で代謝される薬の代謝を抑制）

A．ハイリスク薬／2．抗悪性腫瘍薬

タキソテール（ドセタキセル水和物）		
要注意	オレゴングレープ（☞ p.130） カミツレ（☞ p.131）	薬剤作用⬆・薬剤副作用⬆（サプリは CYP3A4 で代謝される薬の代謝を抑制）
	ビタミンE（☞ p.167）	薬剤作用⬇（サプリは CYP3A4 で代謝される薬の代謝を促進）

ジェブタナ（カバジタキセル アセトン付加物）		
避けること	グレープフルーツ 7)（☞ p.139） グレープフルーツ種子抽出物 8)（☞ p.139）	薬剤作用⬆・薬剤副作用⬆（サプリは CYP3A4 で代謝される薬の代謝を抑制）
	セントジョーンズワート 9)（☞ p.150）	薬剤作用⬇（サプリは CYP3A4 で代謝される薬の代謝を促進）
要注意	DHEA（☞ p.115） アメリカンエルダー（☞ p.120） イチョウ（☞ p.122） エキナセア（☞ p.126） 黄連（☞ p.127） オレゴングレープ（☞ p.130） カミツレ（☞ p.131） キャッツクロー（☞ p.135） ケルセチン（☞ p.140） セイヨウカノコソウ（☞ p.147） 朝鮮五味子（☞ p.153） バーベリー（☞ p.161） フィーバーフュー（☞ p.169） 紅麹（☞ p.174） ベルベリン（☞ p.175） ユーカリ（☞ p.182） ライム（☞ p.183）	薬剤作用⬆・薬剤副作用⬆（サプリは CYP3A4 で代謝される薬の代謝を抑制）
	グッグル（☞ p.137） タンジン（☞ p.153） ニンニク（☞ p.160） ビタミンE（☞ p.167）	薬剤作用⬇（サプリは CYP3A4 で代謝される薬の代謝を促進）
	甘草（☞ p.133）	何らかの影響が現れる（サプリは CYP3A4 で代謝される薬の代謝に影響を与える）

⑦ホルモン（アロマターゼ阻害薬）

アリミデックス（アナストロゾール）		
避けること	グレープフルーツ 7)（☞ p.139） グレープフルーツ種子抽出物 8)（☞ p.139）	薬剤作用⬆・薬剤副作用⬆（サプリは CYP3A4 で代謝される薬の代謝を抑制）

要注意	DHEA（☞ p.115） アメリカンエルダー（☞ p.120） イチョウ（☞ p.122） エキナセア（☞ p.126） オレゴングレープ（☞ p.130） カミツレ（☞ p.131） キャッツクロー（☞ p.135） ケルセチン（☞ p.140） 朝鮮五味子（☞ p.153） デビルズクロー（☞ p.155） バーベリー（☞ p.161） フィーバーフュー（☞ p.169） 紅麹（☞ p.174） ベルベリン（☞ p.175） ユーカリ（☞ p.182） ライム（☞ p.183） レッドクローバー（☞ p.186）	薬剤作用↑・薬剤副作用↑（サプリは CYP3A4 で代謝される薬の代謝を抑制）
	グッグル（☞ p.137） タンジン（☞ p.153）	薬剤作用↓（サプリは CYP3A4 で代謝される薬の代謝を抑制）
	ボラージ（☞ p.177）	有害物質をより多く発生（サプリが代謝されるときに有害物質発生）
	甘草（☞ p.133）	何らかの影響が現れる（サプリは CYP3A4 で代謝される薬の代謝に影響を与える）

アロマシン（エキセメスタン）

避けること	セントジョーンズワート[2]（☞ p.150）	薬剤作用↓（サプリは CYP3A4 で代謝される薬の代謝を促進）
要注意	アメリカンエルダー（☞ p.120） 黄連（☞ p.127） オレゴングレープ（☞ p.130） カミツレ（☞ p.131） セイヨウカノコソウ（☞ p.147） 紅麹（☞ p.174） ベルベリン（☞ p.175）	薬剤作用↑・薬剤副作用↑（サプリは CYP3A4 で代謝される薬の代謝を抑制）
	グッグル（☞ p.137） ニンニク（☞ p.160） ビタミン E（☞ p.167）	薬剤作用↓（サプリは CYP3A4 で代謝される薬の代謝を促進）
	DHEA（☞ p.115）	薬剤作用↓（サプリは薬剤の作用を抑制）
	甘草（☞ p.133）	何らかの影響が現れる（サプリは CYP3A4 で代謝される薬の代謝に影響を与える）

フェマーラ（レトロゾール）

避けること	セントジョーンズワート[2]（☞ p.150）	薬剤作用↓（サプリは CYP3A4 で代謝される薬の代謝を促進）

A．ハイリスク薬／2．抗悪性腫瘍薬

要注意	アメリカンエルダー（☞ p.120） 黄連（☞ p.127） オレゴングレープ（☞ p.130） カミツレ（☞ p.131） セイヨウカノコソウ（☞ p.147） 紅麹（☞ p.174） ベルベリン（☞ p.175）	薬剤作用↑・薬剤副作用↑（サプリは CYP3A4 で代謝される薬の代謝を抑制）
	グッグル（☞ p.137） ニンニク（☞ p.160） ビタミン E（☞ p.167）	薬剤作用↓（サプリは CYP3A4 で代謝され る薬の代謝を促進）
	甘草（☞ p.133）	何らかの影響が現れる（サプリは CYP3A4 で代謝される薬の代謝に影響を与える）

⑧ホルモン（抗エストロゲン薬）

ノルバデックス（タモキシフェンクエン酸塩）

避けること	グレープフルーツ[7]（☞ p.139） グレープフルーツ種子抽出物[8] （☞ p.139）	薬剤作用↑・薬剤副作用↑（サプリは CYP3A4 で代謝される薬の代謝を抑制）
	セントジョーンズワート[2]（☞ p.150）	薬剤作用↓（サプリは CYP3A4 で代謝され る薬の代謝を促進）
要注意	アメリカンエルダー（☞ p.120） エキナセア（☞ p.126） 黄連（☞ p.127） オレゴングレープ（☞ p.130） カミツレ（☞ p.131） キャッツクロー（☞ p.135） ケルセチン（☞ p.140） セイヨウカノコソウ（☞ p.147） 朝鮮五味子（☞ p.153） デビルズクロー（☞ p.155） バーベリー（☞ p.161） フィーバーフュー（☞ p.169） 紅麹（☞ p.174） ベルベリン（☞ p.175） ユーカリ（☞ p.182） ライム（☞ p.183）	薬剤作用↑・薬剤副作用↑（サプリは CYP3A4 で代謝される薬の代謝を抑制）
	イチョウ（☞ p.122）	薬剤作用↑・薬剤副作用↑（サプリは CYP3A4 で代謝される薬の代謝に影響する）
	レッドクローバー（☞ p.186）	薬剤作用↑・薬剤副作用↑（サプリは薬剤に 影響を与える）
	グッグル（☞ p.137） タンジン（☞ p.153） ニンニク（☞ p.160） ビタミン E（☞ p.167）	薬剤作用↓（サプリは CYP3A4 で代謝され る薬の代謝を促進）

	葛 （☞ p.136）	薬剤の作用が減弱（サプリは薬剤の代謝に影響する）
	カミツレ （☞ p.131） 大豆 （☞ p.151） フェンネル （☞ p.170）	薬剤作用⬇（サプリは薬剤の代謝に影響を与える）
	アニス （☞ p.119）	薬剤作用⬇（薬剤とサプリの作用が拮抗する）
	DHEA （☞ p.115）	サプリ作用⬇（サプリは CYP3A4 で代謝される薬の代謝を抑制．サプリが薬剤の効果を下げる）
	甘草 （☞ p.133）	何らかの影響が現れる（サプリは CYP3A4 で代謝される薬の代謝に影響を与える）
	ボラージ （☞ p.177）	有害物質をより多く発生（サプリが代謝されるときに有害物質発生）

フェアストン （トレミフェンクエン酸塩）

避けること	セントジョーンズワート [2]（☞ p.150)	薬剤作用⬇（サプリは CYP3A4 で代謝される薬の代謝を促進）
要注意	アメリカンエルダー （☞ p.120） 黄連 （☞ p.127） オレゴングレープ （☞ p.130） カミツレ （☞ p.131） セイヨウカノコソウ （☞ p.147） 紅麹 （☞ p.174） ベルベリン （☞ p.175）	薬剤作用⬆・薬剤副作用⬆（サプリは CYP3A4 で代謝される薬の代謝を抑制）
	グッグル （☞ p.137） ニンニク （☞ p.160） ビタミン E （☞ p.167）	薬剤作用⬇（サプリは CYP3A4 で代謝される薬の代謝を促進）
	甘草 （☞ p.133）	何らかの影響が現れる（サプリは CYP3A4 で代謝される薬の代謝に影響を与える）

⑨ホルモン（抗アンドロゲン薬）

カソデックス （ビカルタミド）

避けること	セントジョーンズワート [2]（☞ p.150)	薬剤作用⬇（サプリは CYP3A4 で代謝される薬の代謝を促進）
要注意	アメリカンエルダー （☞ p.120） 黄連 （☞ p.127） オレゴングレープ （☞ p.130） カミツレ （☞ p.131） セイヨウカノコソウ （☞ p.147） 紅麹 （☞ p.174） ベルベリン （☞ p.175）	薬剤作用⬆・薬剤副作用⬆（サプリは CYP3A4 で代謝される薬の代謝を抑制）
	グッグル （☞ p.137） ニンニク （☞ p.160） ビタミン E （☞ p.167）	薬剤作用⬇（サプリは CYP3A4 で代謝される薬の代謝を促進）

右上: A．ハイリスク薬／2．抗悪性腫瘍薬

	甘草（☞ p.133）	何らかの影響が現れる（サプリは CYP3A4 で代謝される薬の代謝に影響を与える）

イクスタンジ（エンザルタミド）

避けること	グレープフルーツ[7]（☞ p.139） グレープフルーツ種子抽出物[8]（☞ p.139）	薬剤作用↑・薬剤副作用↑（サプリは CYP3A4 で代謝される薬の代謝を抑制）
	セントジョーンズワート[2]（☞ p.150）	薬剤作用↓（サプリは CYP3A4 で代謝される薬の代謝を促進）
要注意	DHEA（☞ p.115） エキナセア（☞ p.126） 黄連（☞ p.127） オレゴングレープ（☞ p.130） カミツレ（☞ p.131） キャッツクロー（☞ p.135） ケルセチン（☞ p.140） セイヨウカノコソウ（☞ p.147） 朝鮮五味子（☞ p.153） デビルズクロー（☞ p.155） バーベリー（☞ p.161） フィーバーフュー（☞ p.169） 紅麹（☞ p.174） ベルベリン（☞ p.175） ユーカリ（☞ p.182） ライム（☞ p.183） レッドクローバー（☞ p.186）	薬剤作用↑・薬剤副作用↑（サプリは CYP3A4 で代謝される薬の代謝を抑制）
	イチョウ（☞ p.122）	薬剤作用↑・薬剤副作用↑（サプリは CYP3A4 で代謝される薬の代謝に影響する）
	グッグル（☞ p.137） タンジン（☞ p.153） ニンニク（☞ p.160） ビタミン E（☞ p.167）	薬剤作用↓（サプリは CYP3A4 で代謝される薬の代謝を促進）
	甘草（☞ p.133）	何らかの影響が現れる（サプリは CYP3A4 で代謝される薬の代謝に影響を与える）
	ボラージ（☞ p.177）	有害物質をより多く発生（サプリが CYP3A4 で代謝されるときに有害物質発生）

ザイティガ（アビラテロン酢酸エステル）

避けること	セントジョーンズワート[2]（☞ p.150）	薬剤作用↓（サプリは CYP3A4 で代謝される薬の代謝を促進）
要注意	アメリカンエルダー（☞ p.120） 黄連（☞ p.127） オレゴングレープ（☞ p.130） カミツレ（☞ p.131） セイヨウカノコソウ（☞ p.147） 紅麹（☞ p.174） ベルベリン（☞ p.175）	薬剤作用↑・薬剤副作用↑（サプリは CYP3A4 で代謝される薬の代謝を抑制）

2. ハイリスク薬とサプリメントの相互作用

	グッグル（☞ p.137） ニンニク（☞ p.160） ビタミン E（☞ p.167）	薬剤作用⬇（サプリは CYP3A4 で代謝される薬の代謝を促進）
	甘草（☞ p.133）	何らかの影響が現れる（サプリは CYP3A4 で代謝される薬の代謝に影響を与える）

⑩白金製剤

ランダ，ブリプラチン（シスプラチン）

要注意	亜鉛（☞ p.117） ブラックコホッシュ（☞ p.172）	薬剤作用⬇（サプリは薬剤の作用を抑制）

⑪トポイソメラーゼ I 阻害薬

トポテシン（イリノテカン塩酸塩水和物）

避けること	グレープフルーツ[7]（☞ p.139） グレープフルーツ種子抽出物[8]（☞ p.139）	薬剤作用⬆・薬剤副作用⬆（サプリは CYP3A4 で代謝される薬の代謝を抑制）
	セントジョーンズワート[2]（☞ p.150）	薬剤作用⬇（サプリは薬剤の代謝を促進）
要注意	DHEA（☞ p.115） アメリカンエルダー（☞ p.120） エキナセア（☞ p.126） 黄連（☞ p.127） オレゴングレープ（☞ p.130） カミツレ（☞ p.131） キャッツクロー（☞ p.135） ケルセチン（☞ p.140） セイヨウカノコソウ（☞ p.147） 朝鮮五味子（☞ p.153） デビルズクロー（☞ p.155） バーベリー（☞ p.161） フィーバーフュー（☞ p.169） 紅麹（☞ p.174） ベルベリン（☞ p.175） ユーカリ（☞ p.182） ライム（☞ p.183） レッドクローバー（☞ p.186）	薬剤作用⬆・薬剤副作用⬆（サプリは CYP3A4 で代謝される薬の代謝を抑制）
	イチョウ（☞ p.122）	薬剤作用⬆・薬剤副作用⬆（サプリは CYP3A4 で代謝される薬の代謝に影響する）
	グッグル（☞ p.137） タンジン（☞ p.153） ニンニク（☞ p.160） ビタミン E（☞ p.167）	薬剤作用⬇（サプリは CYP3A4 で代謝される薬の代謝を促進）
	甘草（☞ p.133）	何らかの影響が現れる（サプリは CYP3A4 で代謝される薬の代謝に影響を与える）
	ボラージ（☞ p.177）	有害物質をより多く発生（サプリが CYP3A4 で代謝されるときに有害物質発生）

A．ハイリスク薬／2．抗悪性腫瘍薬

⑫トポイソメラーゼⅡ阻害薬

ラステット，ベプシド（エトポシド）

避けること	セントジョーンズワート[2]（☞ p.150）	薬剤作用↓（P糖蛋白ポンプで排出される医薬品．サプリがポンプの活性を高めて薬剤の排泄を促進）
	グレープフルーツ[10]（☞ p.139）	薬剤作用↑・薬剤副作用↑（グレープフルーツの果汁は薬の代謝を阻害）

⑬分子標的治療薬（抗体）

マイロターグ（ゲムツズマブ オゾガマイシン）

避けること	セントジョーンズワート[2]（☞ p.150）	薬剤作用↓（サプリはCYP3A4で代謝される薬の代謝を促進）
要注意	アメリカンエルダー（☞ p.120） 黄連（☞ p.127） オレゴングレープ（☞ p.130） カミツレ（☞ p.131） セイヨウカノコソウ（☞ p.147） 紅麹（☞ p.174） ベルベリン（☞ p.175）	薬剤作用↑・薬剤副作用↑（サプリはCYP3A4で代謝される薬の代謝を抑制）
	グッグル（☞ p.137） ニンニク（☞ p.160） ビタミンE（☞ p.167）	薬剤作用↓（サプリはCYP3A4で代謝される薬の代謝を促進）
	甘草（☞ p.133）	何らかの影響が現れる（サプリはCYP3A4で代謝される薬の代謝に影響を与える）

アドセトリス（ブレンツキシマブ ベドチン）

避けること	セントジョーンズワート[2]（☞ p.150）	薬剤作用↓（サプリはCYP3A4で代謝される薬の代謝を促進）
要注意	アメリカンエルダー（☞ p.120） 黄連（☞ p.127） オレゴングレープ（☞ p.130） カミツレ（☞ p.131） セイヨウカノコソウ（☞ p.147） 紅麹（☞ p.174） ベルベリン（☞ p.175）	薬剤作用↑・薬剤副作用↑（サプリはCYP3A4で代謝される薬の代謝を抑制）
	グッグル（☞ p.137） ニンニク（☞ p.160） ビタミンE（☞ p.167）	薬剤作用↓（サプリはCYP3A4で代謝される薬の代謝を促進）
	甘草（☞ p.133）	何らかの影響が現れる（サプリはCYP3A4で代謝される薬の代謝に影響を与える）

2．ハイリスク薬とサプリメントの相互作用

⑭分子標的治療薬（小分子）

イレッサ（ゲフィチニブ）

避けること	セントジョーンズワート[2]（☞ p.150）	薬剤作用⬇（サプリは CYP3A4 で代謝される薬の代謝を促進）
	グレープフルーツ[10]（☞ p.139）	薬剤作用⬆（サプリは CYP3A4 で代謝される薬の代謝を抑制）
要注意	イチョウ（☞ p.122） ザクロ（☞ p.143） 朝鮮ニンジン（☞ p.153） フィーバーフュー（☞ p.169） ブラックコホッシュ（☞ p.172）	薬剤作用⬆・薬剤副作用⬆（サプリは CYP2D6 で代謝される薬の代謝を抑制）

グリベック（イマチニブメシル酸塩）

避けること	セントジョーンズワート[2]（☞ p.150）	薬剤作用⬇（サプリは CYP3A4 で代謝される薬の代謝を促進）
	グレープフルーツ[10]（☞ p.139）	薬剤作用⬆（サプリは CYP3A4 で代謝される薬の代謝を抑制）
要注意	アメリカンエルダー（☞ p.120） 黄連（☞ p.127） オレゴングレープ（☞ p.130） カミツレ（☞ p.131） セイヨウカノコソウ（☞ p.147） 紅麹（☞ p.174） ベルベリン（☞ p.175）	薬剤作用⬆・薬剤副作用⬆（サプリは CYP3A4 で代謝される薬の代謝を抑制）
	グッグル（☞ p.137） ニンニク（☞ p.160） ビタミン E（☞ p.167）	薬剤作用⬇（サプリは CYP3A4 で代謝される薬の代謝を促進）
	甘草（☞ p.133）	何らかの影響が現れる（サプリは CYP3A4 で代謝される薬の代謝に影響を与える）

タルセバ（エルロチニブ塩酸塩）

避けること	セントジョーンズワート[2]（☞ p.150）	薬剤作用⬇（サプリは CYP3A4 で代謝される薬の代謝を促進）
	グレープフルーツ[10]（☞ p.139）	薬剤作用⬆（サプリは CYP3A4 で代謝される薬の代謝を抑制）
要注意	アメリカンエルダー（☞ p.120） 黄連（☞ p.127） オレゴングレープ（☞ p.130） カミツレ（☞ p.131） セイヨウカノコソウ（☞ p.147） 紅麹（☞ p.174） ベルベリン（☞ p.175）	薬剤作用⬆・薬剤副作用⬆（サプリは CYP3A4 で代謝される薬の代謝を抑制）
	グッグル（☞ p.137） ニンニク（☞ p.160） ビタミン E（☞ p.167）	薬剤作用⬇（サプリは CYP3A4 で代謝される薬の代謝を促進）

A．ハイリスク薬／2．抗悪性腫瘍薬

	甘草 (☞ p.133)	何らかの影響が現れる（サプリは CYP3A4 で代謝される薬の代謝に影響を与える）

ザーコリ（クリゾチニブ）

避けること	セントジョーンズワート[2] (☞ p.150)	薬剤作用⬇（サプリは CYP3A4 で代謝される薬の代謝を促進）
要注意	アメリカンエルダー (☞ p.120) 黄連 (☞ p.127) オレゴングレープ (☞ p.130) カミツレ (☞ p.131) セイヨウカノコソウ (☞ p.147) 紅麹 (☞ p.174) ベルベリン (☞ p.175)	薬剤作用⬆・薬剤副作用⬆（サプリは CYP3A4 で代謝される薬の代謝を抑制）
	グッグル (☞ p.137) ニンニク (☞ p.160) ビタミン E (☞ p.167)	薬剤作用⬇（サプリは CYP3A4 で代謝される薬の代謝を促進）
	甘草 (☞ p.133)	何らかの影響が現れる（サプリは CYP3A4 で代謝される薬の代謝に影響を与える）

アレセンサ（アレクチニブ塩酸塩）

避けること	セントジョーンズワート[2] (☞ p.150)	薬剤作用⬇（サプリは CYP3A4 で代謝される薬の代謝を促進）
要注意	アメリカンエルダー (☞ p.120) 黄連 (☞ p.127) オレゴングレープ (☞ p.130) カミツレ (☞ p.131) セイヨウカノコソウ (☞ p.147) 紅麹 (☞ p.174) ベルベリン (☞ p.175)	薬剤作用⬆・薬剤副作用⬆（サプリは CYP3A4 で代謝される薬の代謝を抑制）
	グッグル (☞ p.137) ニンニク (☞ p.160) ビタミン E (☞ p.167)	薬剤作用⬇（サプリは CYP3A4 で代謝される薬の代謝を促進）
	甘草 (☞ p.133)	何らかの影響が現れる（サプリは CYP3A4 で代謝される薬の代謝に影響を与える）

ネクサバール（ソラフェニブトシル酸塩）

避けること	セントジョーンズワート[2] (☞ p.150)	薬剤作用⬇（サプリは CYP3A4 で代謝される薬の代謝を促進）
要注意	アメリカンエルダー (☞ p.120) 黄連 (☞ p.127) オレゴングレープ (☞ p.130) カミツレ (☞ p.131) セイヨウカノコソウ (☞ p.147) 紅麹 (☞ p.174) ベルベリン (☞ p.175)	薬剤作用⬆・薬剤副作用⬆（サプリは CYP3A4 で代謝される薬の代謝を抑制）

2. ハイリスク薬とサプリメントの相互作用

	グッグル（☞ p.137） ニンニク（☞ p.160） ビタミンE（☞ p.167）	薬剤作用↓（サプリはCYP3A4で代謝される薬の代謝を促進）
	甘草（☞ p.133）	何らかの影響が現れる（サプリはCYP3A4で代謝される薬の代謝に影響を与える）

インライタ（アキシチニブ）

避けること	セントジョーンズワート[2]（☞ p.150）	薬剤作用↓（サプリはCYP3A4で代謝される薬の代謝を促進）
	グレープフルーツ[10]（☞ p.139）	薬剤作用↑（サプリはCYP3A4で代謝される薬の代謝を抑制）
要注意	アメリカンエルダー（☞ p.120） 黄連（☞ p.127） オレゴングレープ（☞ p.130） カミツレ（☞ p.131） セイヨウカノコソウ（☞ p.147） 紅麹（☞ p.174） ベルベリン（☞ p.175）	薬剤作用↑・薬剤副作用↑（サプリはCYP3A4で代謝される薬の代謝を抑制）
	グッグル（☞ p.137） ニンニク（☞ p.160） ビタミンE（☞ p.167）	薬剤作用↓（サプリはCYP3A4で代謝される薬の代謝を促進）
	甘草（☞ p.133）	何らかの影響が現れる（サプリはCYP3A4で代謝される薬の代謝に影響を与える）

タシグナ（ニロチニブ塩酸塩水和物）

避けること	セントジョーンズワート[2]（☞ p.150）	薬剤作用↓（サプリはCYP3A4で代謝される薬の代謝を促進）
	グレープフルーツ[10]（☞ p.139）	薬剤作用↑（サプリはCYP3A4で代謝される薬の代謝を抑制）
要注意	アメリカンエルダー（☞ p.120） 黄連（☞ p.127） オレゴングレープ（☞ p.130） カミツレ（☞ p.131） セイヨウカノコソウ（☞ p.147） 紅麹（☞ p.174） ベルベリン（☞ p.175）	薬剤作用↑・薬剤副作用↑（サプリはCYP3A4で代謝される薬の代謝を抑制）
	グッグル（☞ p.137） ニンニク（☞ p.160） ビタミンE（☞ p.167）	薬剤作用↓（サプリはCYP3A4で代謝される薬の代謝を促進）
	甘草（☞ p.133）	何らかの影響が現れる（サプリはCYP3A4で代謝される薬の代謝に影響を与える）

スプリセル（ダサチニブ水和物）

避けること	セントジョーンズワート[2]（☞ p.150）	薬剤作用↓（サプリはCYP3A4で代謝される薬の代謝を促進）
	グレープフルーツ[10]（☞ p.139）	薬剤作用↑（サプリはCYP3A4で代謝される薬の代謝を抑制）

A．ハイリスク薬／2．抗悪性腫瘍薬

要注意	アメリカンエルダー (☞ p.120) 黄連 (☞ p.127) オレゴングレープ (☞ p.130) カミツレ (☞ p.131) セイヨウカノコソウ (☞ p.147) 紅麹 (☞ p.174) ベルベリン (☞ p.175)	薬剤作用⬆・薬剤副作用⬆（サプリは CYP3A4 で代謝される薬の代謝を抑制）
	グッグル (☞ p.137) ニンニク (☞ p.160) ビタミンE (☞ p.167)	薬剤作用⬇（サプリは CYP3A4 で代謝される薬の代謝を促進）
	甘草 (☞ p.133)	何らかの影響が現れる（サプリは CYP3A4 で代謝される薬の代謝に影響を与える）

アフィニトール（エベロリムス）

避けること	セントジョーンズワート[2] (☞ p.150)	薬剤作用⬇（サプリは CYP3A4 で代謝される薬の代謝を促進．薬剤は P 糖蛋白ポンプで排出される医薬品．サプリがポンプの活性を高めて薬剤の排泄を促進）
	グレープフルーツ[10] (☞ p.139)	薬剤作用⬆（サプリは CYP3A4 で代謝される薬の代謝を抑制）
要注意	アメリカンエルダー (☞ p.120) 黄連 (☞ p.127) オレゴングレープ (☞ p.130) カミツレ (☞ p.131) セイヨウカノコソウ (☞ p.147) 紅麹 (☞ p.174) ベルベリン (☞ p.175)	薬剤作用⬆・薬剤副作用⬆（サプリは CYP3A4 で代謝される薬の代謝を抑制）
	グッグル (☞ p.137) ニンニク (☞ p.160) ビタミンE (☞ p.167)	薬剤作用⬇（サプリは CYP3A4 で代謝される薬の代謝を促進）
	甘草 (☞ p.133)	何らかの影響が現れる（サプリは CYP3A4 で代謝される薬の代謝に影響を与える）

タイケルブ（ラパチニブトシル酸塩水和物）

避けること	セントジョーンズワート[2] (☞ p.150)	薬剤作用⬇（サプリは CYP3A4 で代謝される薬の代謝を促進．薬剤は P 糖蛋白ポンプで排出される医薬品．サプリがポンプの活性を高めて薬剤の排泄を促進）
	グレープフルーツ[10] (☞ p.139)	薬剤作用⬆（サプリは CYP3A4 で代謝される薬の代謝を抑制）
要注意	アメリカンエルダー (☞ p.120) 黄連 (☞ p.127) オレゴングレープ (☞ p.130) カミツレ (☞ p.131) セイヨウカノコソウ (☞ p.147) 紅麹 (☞ p.174) ベルベリン (☞ p.175)	薬剤作用⬆・薬剤副作用⬆（サプリは CYP3A4 で代謝される薬の代謝を抑制）

2. ハイリスク薬とサプリメントの相互作用

	グッグル (☞ p.137) ニンニク (☞ p.160) ビタミン E (☞ p.167)	薬剤作用⬇（サプリは CYP3A4 で代謝される薬の代謝を促進）
	甘草 (☞ p.133)	何らかの影響が現れる（サプリは CYP3A4 で代謝される薬の代謝に影響を与える）

トーリセル（テムシロリムス）

避けること	セントジョーンズワート[2] (☞ p.150)	薬剤作用⬇（サプリは CYP3A4 で代謝される薬の代謝を促進）
要注意	アメリカンエルダー (☞ p.120) 黄連 (☞ p.127) オレゴングレープ (☞ p.130) カミツレ (☞ p.131) セイヨウカノコソウ (☞ p.147) 紅麹 (☞ p.174) ベルベリン (☞ p.175)	薬剤作用⬆・薬剤副作用⬆（サプリは CYP3A4 で代謝される薬の代謝を抑制）
	グッグル (☞ p.137) ニンニク (☞ p.160) ビタミン E (☞ p.167)	薬剤作用⬇（サプリは CYP3A4 で代謝される薬の代謝を促進）
	甘草 (☞ p.133)	何らかの影響が現れる（サプリは CYP3A4 で代謝される薬の代謝に影響を与える）

ラパリムス（シロリムス）

避けること	セントジョーンズワート[2] (☞ p.150)	薬剤作用⬇（サプリは CYP3A4 で代謝される薬の代謝を促進）
	グレープフルーツ[10] (☞ p.139)	薬剤作用⬆（サプリは CYP3A4 で代謝される薬の代謝を抑制）
要注意	アメリカンエルダー (☞ p.120) 黄連 (☞ p.127) オレゴングレープ (☞ p.130) カミツレ (☞ p.131) セイヨウカノコソウ (☞ p.147) 紅麹 (☞ p.174) ベルベリン (☞ p.175)	薬剤作用⬆・薬剤副作用⬆（サプリは CYP3A4 で代謝される薬の代謝を抑制）
	グッグル (☞ p.137) ニンニク (☞ p.160) ビタミン E (☞ p.167)	薬剤作用⬇（サプリは CYP3A4 で代謝される薬の代謝を促進）
	甘草 (☞ p.133)	何らかの影響が現れる（サプリは CYP3A4 で代謝される薬の代謝に影響を与える）

A. ハイリスク薬／2. 抗悪性腫瘍薬

⑮分子標的治療薬（レチノイド）

アムノレイク（タミバロテン）

避けること	グレープフルーツ[7]（☞ p.139） グレープフルーツ種子抽出物[8] （☞ p.139）	薬剤作用↑・薬剤副作用↑（サプリは CYP3A4 で代謝される薬の代謝を抑制）
	セントジョーンズワート[2]（☞ p.150）	薬剤作用↓（サプリは CYP3A4 で代謝され る薬の代謝を促進）
	ビタミン A（☞ p.165）	薬剤作用↑・薬剤副作用↑（ビタミン A 作用 の増強）
要注意	DHEA（☞ p.115） アメリカンエルダー（☞ p.120） エキナセア（☞ p.126） 黄連（☞ p.127） オレゴングレープ（☞ p.130） カミツレ（☞ p.131） キャッツクロー（☞ p.135） ケルセチン（☞ p.140） セイヨウカノコソウ（☞ p.147） 朝鮮五味子（☞ p.153） デビルズクロー（☞ p.155） バーベリー（☞ p.161） フィーバーフュー（☞ p.169） 紅麹（☞ p.174） ベルベリン（☞ p.175） ユーカリ（☞ p.182） ライム（☞ p.183） レッドクローバー（☞ p.186）	薬剤作用↑・薬剤副作用↑（サプリは CYP3A4 で代謝される薬の代謝を抑制）
	イチョウ（☞ p.122）	薬剤作用↑・薬剤副作用↑（サプリは CYP3A4 で代謝される薬の代謝に影響する）
	ググル（☞ p.137） タンジン（☞ p.153） ニンニク（☞ p.160）	薬剤作用↓（サプリは CYP3A4 で代謝され る薬の代謝を促進）
	甘草（☞ p.133）	何らかの影響が現れる（サプリは CYP3A4 で代謝される薬の代謝に影響を与える）
	ボラージ（☞ p.177）	有害物質をより多く発生（サプリが CYP3A4 で代謝されるときに有害物質発生）

2. ハイリスク薬とサプリメントの相互作用

3. 免疫抑制薬

①免疫抑制薬全般

要注意	アシュワガンダ （☞ p.118） アルファルファ （☞ p.120） インドセンダン （☞ p.123） エキナセア （☞ p.126） エルダーベリー （☞ p.127） クロレラ （☞ p.139） ジアオグラン （☞ p.144） セイヨウヤドリギ （☞ p.148） センシンレン （☞ p.149） 朝鮮ニンジン （☞ p.153） ティノスポラ・コルディフォ リア （☞ p.155） 冬虫夏草 （☞ p.156） ビーベノム （☞ p.165） ピクノジェノール （☞ p.165） ブプレウルム （☞ p.171） ベータグルカン （☞ p.173） ペラルゴニウム・シドイデス （☞ p.175） メラトニン （☞ p.181） 藍藻 （☞ p.184） レンゲ （☞ p.187）	薬剤作用↓（薬剤とサプリの作用が拮抗する）
	乳酸菌 （☞ p.159）	病気になる危険性が高まる（薬剤とサプリの作用が拮抗する）
	ケフィア （☞ p.140）	感染症罹患の危険性が高まる（サプリには酵母細菌が含まれ感染源になる）
	ライコウトウ （☞ p.183）	免疫機能の過度な抑制（同様の作用の相乗効果）

②代謝拮抗薬

セルセプト （ミコフェノール酸モフェチル）		
要注意	鉄 （☞ p.155）	薬剤作用↓（サプリは薬剤の吸収を阻害する）

③細胞増殖シグナル阻害薬

サーティカン （エベロリムス）		
避けること	グレープフルーツ [7] （☞ p.139） グレープフルーツ種子抽出物 [8] （☞ p.139）	薬剤作用↑・薬剤副作用↑（サプリは CYP3A4 で代謝される薬の代謝を抑制）
	セントジョーンズワート [2] （☞ p.150）	薬剤作用↓（サプリは CYP3A4 で代謝される薬の代謝を促進）

A．ハイリスク薬／3．免疫抑制薬

要注意	DHEA（☞ p.115） オレゴングレープ（☞ p.130） カミツレ（☞ p.131） キャッツクロー（☞ p.135） ケルセチン（☞ p.140） セイヨウカノコソウ（☞ p.147） 朝鮮五味子（☞ p.153） デビルズクロー（☞ p.155） バーベリー（☞ p.161） フィーバーフュー（☞ p.169） 紅麹（☞ p.174） ベルベリン（☞ p.175） ユーカリ（☞ p.182） ライム（☞ p.183） レッドクローバー（☞ p.186）	薬剤作用↑・薬剤副作用↑（サプリは CYP3A4 で代謝される薬の代謝を抑制）
	グッグル（☞ p.137） タンジン（☞ p.153） ニンニク（☞ p.160）	薬剤作用↓（サプリは CYP3A4 で代謝される薬の代謝を促進）
	甘草（☞ p.133）	何らかの影響が現れる（サプリは CYP3A4 で代謝される薬の代謝に影響を与える）
	ボラージ（☞ p.177）	有害物質をより多く発生（サプリが CYP3A4 で代謝されるときに有害物質発生）

④カルシニューリン阻害薬

サンディミュン，ネオーラル（シクロスポリン）

避けること	グレープフルーツ[7]（☞ p.139） グレープフルーツ種子抽出物[8]（☞ p.139）	薬剤作用↑・薬剤副作用↑（サプリは薬剤の吸収を促進）
	ベルベリン[11]（☞ p.175）	薬剤の作用↑（サプリは薬剤の作用代謝を抑制）
	セントジョーンズワート[2]（☞ p.150）	薬剤作用↓（サプリは CYP3A4 で代謝される薬の代謝を促進．P 糖蛋白ポンプで排出される医薬品．サプリがポンプの活性を高めて薬剤の排泄を促進）
	バーベリー[12]（☞ p.161）	免疫機能が過度に抑制される（同様の作用の相乗効果）

2．ハイリスク薬とサプリメントの相互作用

要注意	DHEA （☞ p.115） アメリカンエルダー （☞ p.120） イチョウ （☞ p.122） エキナセア （☞ p.126） オレゴングレープ （☞ p.130） カミツレ （☞ p.131） キャッツクロー （☞ p.135） セイヨウカノコソウ （☞ p.147） 朝鮮五味子 （☞ p.153） デビルズクロー （☞ p.155） バーベリー （☞ p.161） フィーバーフュー （☞ p.169） ユーカリ （☞ p.182） ライム （☞ p.183） レッドクローバー （☞ p.186）	薬剤作用🔺・薬剤副作用🔺（サプリは CYP3A4 で代謝される薬の代謝に影響する）
	紅麹 （☞ p.174）	薬剤作用🔺・薬剤副作用🔺（サプリは CYP3A4 で代謝される薬の代謝を抑制. 薬剤と同様の作用による相乗効果）
	ビタミンE （☞ p.167）	薬剤作用🔺・薬剤副作用🔺（サプリは薬剤の吸収を促進）
	黄連 （☞ p.127） オレゴングレープ （☞ p.130） ケルセチン （☞ p.140） ペパーミント （☞ p.174）	薬剤作用🔺・薬剤副作用🔺（サプリは薬剤の代謝を抑制）
	グッグル （☞ p.137） タンジン （☞ p.153） ビタミンE （☞ p.167）	薬剤作用⬇（サプリは CYP3A4 で代謝される薬の代謝を促進）
	ニンニク （☞ p.160）	薬剤作用⬇（サプリは薬剤の代謝を促進）
	冬虫夏草 （☞ p.156）	薬剤作用⬇（薬剤とサプリの作用が拮抗する）
	甘草 （☞ p.133）	何らかの影響が現れる（サプリは CYP3A4 で代謝される薬の代謝に影響を与える）
	ボラージ （☞ p.177）	有害物質をより多く発生（サプリが CYP3A4 で代謝されるときに有害物質発生）

プログラフ （タクロリムス水和物）

| 避けること | グレープフルーツ [7] （☞ p.139）
グレープフルーツ種子抽出物 [8]（☞ p.139） | 薬剤作用🔺・薬剤副作用🔺（サプリは CYP3A4 で代謝される薬の代謝を抑制） |
| | セントジョーンズワート [2]（☞ p.150） | 薬剤作用⬇（サプリは薬剤の代謝を促進） |

A．ハイリスク薬／3．免疫抑制薬

要注意	DHEA（☞ p.115） アメリカンエルダー（☞ p.120） イチョウ（☞ p.122） エキナセア（☞ p.126） 黄連（☞ p.127） オレゴングレープ（☞ p.130） カミツレ（☞ p.131） ケルセチン（☞ p.140） セイヨウカノコソウ（☞ p.147） 朝鮮五味子（☞ p.153） デビルズクロー（☞ p.155） バーベリー（☞ p.161） フィーバーフュー（☞ p.169） 紅麹（☞ p.174） ベルベリン（☞ p.175） ユーカリ（☞ p.182） ライム（☞ p.183） レッドクローバー（☞ p.186）	薬剤作用↑・薬剤副作用↑（サプリは CYP3A4 で代謝される薬の代謝に影響する）
	タンジン（☞ p.153） 朝鮮五味子（☞ p.153）	薬剤作用↑・薬剤副作用↑（サプリは薬剤の吸収を促進）
	グッグル（☞ p.137） ニンニク（☞ p.160） ビタミンE（☞ p.167）	薬剤作用↓（サプリは CYP3A4 で代謝される薬の代謝を促進）
	キャッツクロー（☞ p.135）	薬剤作用↓（薬剤とサプリの作用が拮抗する）
	甘草（☞ p.133）	何らかの影響が現れる（サプリは CYP3A4 で代謝される薬の代謝に影響を与える）
	ボラージ（☞ p.177）	有害物質をより多く発生（サプリが CYP3A4 で代謝されるときに有害物質発生）

⑤副腎皮質ステロイド（全身投与用）全般

避けること	ドイツスズラン[13]（☞ p.155）	サプリ副作用↑（血中のカリウム濃度が下がり心臓への影響が現れる）
要注意	コーンシルク（☞ p.141） セイヨウダイコンソウ（☞ p.147） バターナット（☞ p.161）	サプリ副作用↑（血中のカリウム濃度が下がり心臓への影響が現れる）

⑥副腎皮質ステロイド（全身投与用）

コートン（コルチゾン酢酸エステル）

要注意	パラアミノ安息香酸（☞ p.164）	薬剤作用↑（薬剤がサプリの代謝を抑制）

41

Column

●シクロスポリンとセントジョーンズワートについて

[事例] 1〜2年前に腎移植手術を受け，シクロスポリンなどの免疫抑制薬で拒絶反応を抑えられていた患者が，市販のセントジョーンズワート含有製品を摂取したところ，シクロスポリンの血中濃度が低下して急性拒絶反応が現れた．セントジョーンズワート以外に拒絶反応を疑わせる他の要因は見当たらず，この製品の摂取を中止したところ，シクロスポリンの血中濃度は回復した．（スイスにおける2例）

[この事例から知っておくべきこと]
- 医療関係者が知らないままに，患者が自分の判断で市販薬やいわゆる健康食品を摂取する例が非常に多い！　医療用医薬品服用中の患者には健康食品の併用が問題となることを伝える．
- セントジョーンズワートなど，多くの医薬品との相互作用が認められる製品が販売されていることの危険性や健康食品の成分もしっかり確認することを伝える．

A. ハイリスク薬／4. 膵臓ホルモン薬

4. 膵臓ホルモン薬

インスリン		
避けること	**エチレンジアミン四酢酸**[14] (☞ p.126)	低血糖（同様の作用の相乗効果）
要注意	**イチジク** (☞ p.122) **ギムネマ** (☞ p.135) **クロム** (☞ p.139) **朝鮮ニンジン** (☞ p.153) **リボース** (☞ p.185)	低血糖（同様の作用の相乗効果）
	リンゴ酢 (☞ p.186)	低カリウム血症（薬剤とサプリともに体内のカリウム濃度を下げる）
	DHEA (☞ p.115)	サプリ作用⬇（薬剤はサプリの効果を下げる）

2. ハイリスク薬とサプリメントの相互作用

43

5. 血糖降下薬

①血糖降下薬全般

要注意	EPA（☞ p.115） アガリクス（☞ p.117） アシュワガンダ（☞ p.118） 亜麻の種子（☞ p.119） アメリカジンセン（☞ p.120） アロエベラ（☞ p.121） イチジク（☞ p.122） イラクサ（☞ p.122） インゲン豆抽出物（☞ p.123） インドセンダン（☞ p.123） ウスベニタチアオイ（☞ p.125） ウチワサボテン（☞ p.125） エゾウコギ（☞ p.126） エルダーフラワー（☞ p.127） 大麦（☞ p.128） オリーブ（☞ p.129） カウヘイジ（☞ p.130） キカラスウリ（☞ p.134） ギムネマ（☞ p.135） キャラウエイ（☞ p.135） クコ（☞ p.136） グルコマンナン（☞ p.138） コーンシルク（☞ p.141） サイリウム（☞ p.143） 地黄（☞ p.144） ジャンボラン（☞ p.145） ジュニパー（☞ p.145） セイヨウトチノキ（種子）（☞ p.148） セージ（☞ p.146） タマネギ（☞ p.152） ダミアナ（☞ p.152） 朝鮮ニンジン（☞ p.153） ティノスポラ・コルディフォリア（☞ p.155） デビルズクロー（☞ p.155） ニガウリ（☞ p.159） バナジウム（☞ p.162） バナバ（☞ p.163） ハマビシ（☞ p.163） ビルベリー（☞ p.168） フェヌグリーク（☞ p.170） 冬葵（☞ p.171） 分岐鎖アミノ酸（☞ p.173） マイタケ（☞ p.177） ミルラ（☞ p.180） 薬用ガレーガ（☞ p.181） ユーカリ（☞ p.182） リボース（☞ p.185）	低血糖（同様の作用の相乗効果）

A．ハイリスク薬／5．血糖降下薬

	N-アセチルグルコサミン（☞ p.116） カカオ（☞ p.130） ナイアシン（☞ p.157） ニコチン酸イノシトール（≒ナイアシン）（☞ p.157） ベニノキ（☞ p.174） 麻黄（☞ p.178）	薬剤作用⬇（薬剤とサプリの作用が拮抗する）
	イチョウ（☞ p.122）	薬剤作用⬇（サプリの作用）

②血糖降下薬全般（メトホルミン以外）

要注意	グアガム（☞ p.136）	低血糖（同様の作用の相乗効果）

③スルホニル尿素系

アベマイド（クロルプロパミド）

要注意	ワイン（☞ p.188）	アルコールの副作用として頭痛，嘔吐，顔面紅潮（薬剤はサプリ内のアルコールの代謝を抑制）

④速効型インスリン分泌促進薬

シュアポスト（レパグリニド）

要注意	セントジョーンズワート（☞ p.150）	薬剤作用⬇（詳細不明）

ファスティック，スターシス（ナテグリニド）

要注意	オオアザミ（☞ p.128） クコ（☞ p.136） グレープフルーツ（☞ p.139） グレープフルーツ種子抽出物（☞ p.139） フィーバーフュー（☞ p.169） ユーカリ（☞ p.182） レッドクローバー（☞ p.186）	薬剤作用⬆・薬剤副作用⬆（サプリはCYP2C9で代謝される薬の代謝を抑制）
	朝鮮五味子（☞ p.153） デビルズクロー（☞ p.155）	薬剤作用⬇（サプリはCYP2C9で代謝される薬の代謝を促進）

⑤ビグアナイド系薬

グリコラン（メトホルミン塩酸塩）

避けること	ワイン[15]（☞ p.188）	薬剤作用⬆・薬剤副作用⬆（代謝部位の競合がある）
要注意	キラヤ（☞ p.136） グアガム（☞ p.136）	薬剤作用⬇（サプリは薬剤の吸収を抑制）

2．ハイリスク薬とサプリメントの相互作用

⑥α-グルコシダーゼ阻害薬

グルコバイ （アカルボース）

| 要注意 | パンクレアチン （☞ p.164） | 薬剤作用⬇（薬剤とサプリの作用が拮抗する） |

⑦インクレチン関連薬

オングリザ （サキサグリプチン水和物）

避けること	セントジョーンズワート[2]（☞ p.150）	薬剤作用⬇（サプリは CYP3A4 で代謝される薬の代謝を促進）
要注意	アメリカンエルダー （☞ p.120） 黄連 （☞ p.127） オレゴングレープ （☞ p.130） カミツレ （☞ p.131） セイヨウカノコソウ （☞ p.147） 紅麹 （☞ p.174） ベルベリン （☞ p.175）	薬剤作用⬆・薬剤副作用⬆（サプリは CYP3A4 で代謝される薬の代謝を抑制）
	グッグル （☞ p.137） ニンニク （☞ p.160） ビタミン E （☞ p.167）	薬剤作用⬇（サプリは CYP3A4 で代謝される薬の代謝を促進）
	甘草 （☞ p.133）	何らかの影響が現れる（サプリは CYP3A4 で代謝される薬の代謝に影響を与える）

テネリア （テネリグリプチン臭化水素酸塩水和物）

| 要注意 | アメリカンエルダー （☞ p.120） | 薬剤作用⬆・薬剤副作用⬆（サプリは CYP3A4 で代謝される薬の代謝を抑制） |

ネシーナ （アログリプチン安息香酸塩）

| 要注意 | ブラックコホッシュ （☞ p.172） | 薬剤作用⬆・薬剤副作用⬆（サプリは CYP2D6 で代謝される薬の代謝を抑制） |

⑧チアゾリジン誘導体

アクトス （ピオグリタゾン塩酸塩）

| 要注意 | ナツメグ （☞ p.159） | 薬剤作用⬇（サプリは CYP1A1 で代謝される薬の代謝を促進） |

⑨ SGLT2 阻害薬

ルセフィ （ルセオグリフロジン水和物）

| 避けること | グレープフルーツ[7]（☞ p.139）
グレープフルーツ種子抽出物[8]（☞ p.139） | 薬剤作用⬆・薬剤副作用⬆（サプリは CYP3A4 で代謝される薬の代謝を抑制） |
| | セントジョーンズワート[2]（☞ p.150） | 薬剤作用⬇（サプリは CYP3A4 で代謝される薬の代謝を促進） |

A. ハイリスク薬／5. 血糖降下薬

要注意	DHEA (☞ p.115) アメリカンエルダー (☞ p.120) エキナセア (☞ p.126) 黄連 (☞ p.127) オレゴングレープ (☞ p.130) カミツレ (☞ p.131) キャッツクロー (☞ p.135) ケルセチン (☞ p.140) セイヨウカノコソウ (☞ p.147) 朝鮮五味子 (☞ p.153) デビルズクロー (☞ p.155) バーベリー (☞ p.161) フィーバーフュー (☞ p.169) 紅麹 (☞ p.174) ベルベリン (☞ p.175) ユーカリ (☞ p.182) ライム (☞ p.183) レッドクローバー (☞ p.186)	薬剤作用⬆・薬剤副作用⬆（サプリは CYP3A4 で代謝される薬の代謝を抑制）
	イチョウ (☞ p.122)	薬剤作用⬆・薬剤副作用⬆（サプリは CYP3A4 で代謝される薬の代謝に影響する）
	グッグル (☞ p.137) タンジン (☞ p.153) ニンニク (☞ p.160) ビタミンE (☞ p.167)	薬剤作用⬇（サプリは CYP3A4 で代謝される薬の代謝を促進）
	甘草 (☞ p.133)	何らかの影響が現れる（サプリは CYP3A4 で代謝される薬の代謝に影響を与える）
	ボラージ (☞ p.177)	有害物質をより多く発生（サプリが CYP3A4 で代謝されるときに有害物質発生）

Column

●服薬指導で役に立つ！血糖降下薬とサプリメントについて

　血糖降下薬と「食後の血糖値の上昇を抑える」などと記載された特定保健用食品や機能性表示食品との併用は，血糖値を必要以上に低下させる危険性がある．特にグァバ茶ポリフェノールを含む特定保健用食品にはα-グルコシダーゼ阻害作用[*]があるとされているので併用は避ける．

　血糖降下薬を服用せず，サプリメントのみの摂取でも低血糖症状を引き起こす可能性があり，ギムネマ，キノコキトサン，グァバ葉，サラシアを配合したダイエットサプリメントを朝食前に摂取したところ食後数十分に低血糖症状を示した事例が実際に報告されている．逆に血糖降下薬を服用し，食事制限をしても，滋養強壮目的で摂取する栄養ドリンク剤や高カロリーのサプリメントを併用していると血糖値が下がらない場合がある．

[*]：食事により摂取された炭水化物は，小腸において二糖類に分解され，さらに小腸粘膜上皮細胞の刷子縁に存在する二糖類分解酵素（α-グルコシダーゼ）により単糖類にまで分解されて吸収される．この二糖類分解酵素の作用を阻害すると，糖の分解・吸収を遅らせて血糖値の上昇が抑えられる．

6. 血液凝固阻止薬

①抗血栓薬全般

避けること	タンジン [16] (☞ p.153) 月見草油 [17] (☞ p.154) ドンクアイ [18] (☞ p.157) ノコギリソウ [19] (☞ p.160) ポリコサノール [20] (オクタコサノール) (☞ p.129) ミツガシワ [21] (☞ p.179)	出血，紫斑（同様の作用による相乗効果）
要注意	DHA (☞ p.114) EPA (☞ p.115) アマニ油 (☞ p.119) 亜麻の種子 (☞ p.119) アルニカ (☞ p.120) イカリソウ (☞ p.121) イチョウ (☞ p.122) ウコン (☞ p.124) 梅の実 (☞ p.125) エゾウコギ (☞ p.126) オールスパイス (☞ p.129) カフェイン (☞ p.131) ガラナ豆 (☞ p.132) ガンマーリノレン酸 (☞ p.134) 魚油 (☞ p.135) 葛 (☞ p.136) グッグル (☞ p.137) 紅茶 (☞ p.141) コーヒー (☞ p.141) サーチ (☞ p.142) ジアオグラン (☞ p.144) ジャイアントフェンネル (☞ p.145) シャクヤク (☞ p.145) ショウガ (☞ p.146) セイヨウシロヤナギ (☞ p.147) セイヨウトチノキ（種子）(☞ p.148) セラペプターゼ (☞ p.149) センシンレン (☞ p.149) タイム (☞ p.152) タマネギ (☞ p.152) タラ肝油 (☞ p.152) 朝鮮ニンジン (☞ p.153) 唐辛子 (☞ p.156) ナットウキナーゼ (☞ p.158) ニコチン酸イノシトール（≒ナイアシン）(☞ p.157)	出血，紫斑（同様の作用による相乗効果）

A. ハイリスク薬／6. 血液凝固阻止薬

ニンニク（☞ p.160） ノコギリヤシ（☞ p.160） パウダルコ（☞ p.161） バナジウム（☞ p.162） パントテン酸（☞ p.164） ビタミンE（☞ p.167） ビルベリー（☞ p.168） ビンポセチン（☞ p.168） フィーバーフュー（☞ p.169） フィチン酸（☞ p.169） プーアール茶（☞ p.169） フェヌグリーク（☞ p.170） ブラダーラック（☞ p.171） ブロメライン（☞ p.172） 紅花（☞ p.174） ホーリーバジル（☞ p.176） ボラージ（☞ p.177） マテ茶（☞ p.179） メソグリカン（☞ p.180） メトキシル化フラボン（☞ p.180） メラトニン（☞ p.181） リョクチャ（☞ p.185） 霊芝（☞ p.186） レッドクローバー（☞ p.186） レンギョウ（☞ p.186）	出血，紫斑（同様の作用による相乗効果）
ウーロン茶（☞ p.124）	出血，紫斑（カフェインは血液凝固を抑制）

②合成 Xa 阻害薬

リクシアナ（エドキサバントシル酸塩水和物）		
避けること	セントジョーンズワート[2]（☞ p.150）	薬剤作用⬇（サプリはCYP3A4で代謝される薬の代謝を促進．P糖蛋白ポンプで排出される薬剤に対して，サプリがポンプの活性を高めて薬剤の排泄を促進）

イグザレルト（リバーロキサバン）		
避けること	セントジョーンズワート[2]（☞ p.150）	薬剤作用⬇（サプリはCYP3A4で代謝される薬の代謝を促進．P糖蛋白ポンプで排出される薬剤に対して，サプリがポンプの活性を高めて薬剤の排泄を促進）
	グレープフルーツ[7]（☞ p.139） グレープフルーツ種子抽出物[8]（☞ p.139）	薬剤作用⬆・薬剤副作用⬆（サプリはCYP3A4で代謝される薬の代謝を抑制）

2. ハイリスク薬とサプリメントの相互作用

49

要注意	DHEA (☞ p.115) アメリカンエルダー (☞ p.120) エキナセア (☞ p.126) 黄連 (☞ p.127) カミツレ (☞ p.131) キャッツクロー (☞ p.135) ケルセチン (☞ p.140) セイヨウカノコソウ (☞ p.147) 朝鮮五味子 (☞ p.153) デビルズクロー (☞ p.155) バーベリー (☞ p.161) フィーバーフュー (☞ p.169) 紅麹 (☞ p.174) ベルベリン (☞ p.175) ユーカリ (☞ p.182) ライム (☞ p.183) レッドクローバー (☞ p.186)	薬剤作用↑・薬剤副作用↑（サプリは CYP3A4 で代謝される薬の代謝を抑制）
	イチョウ (☞ p.122)	薬剤作用↑・薬剤副作用↑（サプリは CYP3A4 で代謝される薬の代謝に影響する）
	グッグル (☞ p.137) タンジン (☞ p.153) ビタミン E (☞ p.167)	薬剤作用↓（サプリは CYP3A4 で代謝される薬の代謝を促進）
	ニンニク (☞ p.160)	出血，紫斑（同様の作用による相乗効果）
	甘草 (☞ p.133)	何らかの影響が現れる（サプリは CYP3A4 で代謝される薬の代謝に影響を与える）
	ボラージ (☞ p.177)	有害物質をより多く発生（サプリが CYP3A4 で代謝されるときに有害物質発生）

③トロンビン直接阻害薬

プラザキサ（ダビガトランエテキシラートメタンスルホン酸塩）

| 避けること | セントジョーンズワート[2] (☞ p.150) | 薬剤作用↓（P 糖蛋白ポンプで排出される薬剤に対して，サプリがポンプの活性を高めて薬剤の排泄を促進） |

④クマリン系薬

ワーファリン（ワルファリンカリウム）

避けること	イチョウ[22] (☞ p.122) タンジン[23] (☞ p.153) ドンクアイ[22] (☞ p.157)	出血，紫斑（同様の作用による相乗効果）
	グルコサミン硫酸塩[24] (☞ p.138)	出血，紫斑（詳細不明）
	セントジョーンズワート[2] (☞ p.150)	薬剤作用↓（サプリは薬剤を代謝する CYP2C9 の代謝を促進）

A．ハイリスク薬／6．血液凝固阻止薬

	エチレンジアミン四酢酸 [25] (☞ p.126) ビタミン K [26] (☞ p.168)	薬剤作用↓（サプリは薬剤の作用を低減させる）
	甘草 [27] (☞ p.133)	薬剤の作用を抑制し血栓が生じる危険性が高まる（サプリは薬剤の代謝を促進）
要注意	センナ (☞ p.150) バターナット (☞ p.161) マンナ (☞ p.179) ヨーロピアンバックソーン (☞ p.183)	出血，紫斑（サプリは緩下作用があり，サプリの効果を増強）
	アセチル -L- カルニチン (☞ p.118)	出血，紫斑（サプリは薬剤の作用を増強）
	アロエベラ (☞ p.121) イエロードック (☞ p.121) カスカラ (☞ p.130)	出血，紫斑（緩下効果で下痢が生じ，体内のカリウム量が低下し薬剤の作用が増強）
	ニンニク (☞ p.160) パパイヤ (☞ p.163)	出血，紫斑（同様の作用による相乗効果）
	クコ (☞ p.136)	出血，紫斑（サプリは薬剤の吸収を促進）
	グレープフルーツ (☞ p.139) セレン (☞ p.149)	出血，紫斑（サプリは薬剤の作用を高める）
	ウィンターグリーン (☞ p.124) キトサン (☞ p.134) 紅茶 (☞ p.141) ショウガ (☞ p.146) デビルズクロー (☞ p.155) ビタミン A (☞ p.165) ビンポセチン (☞ p.168) フェヌグリーク (☞ p.170) ブドウ (☞ p.171) マイタケ (☞ p.177)	出血，紫斑（同様の作用による相乗効果）
	クランベリー (☞ p.137)	出血，紫斑（サプリは薬剤の排泄を抑制）
	グレープフルーツ種子抽出物 (☞ p.139)	出血，紫斑（サプリは薬剤の代謝を抑制）
	カミツレ (☞ p.131)	出血，紫斑（薬剤作用↑）
	コンドロイチン硫酸 (☞ p.142)	出血，紫斑（詳細不明）
	エゾウコギ (☞ p.126) オオアザミ (☞ p.128) クコ (☞ p.136) ケルセチン (☞ p.140) フィーバーフュー (☞ p.169) ユーカリ (☞ p.182) レッドクローバー (☞ p.186)	薬剤作用↑・薬剤副作用↑（サプリはCYP2C9 で代謝される薬の代謝を抑制）

2. ハイリスク薬とサプリメントの相互作用

51

アルファルファ（☞ p.120） イラクサ（☞ p.122） コーンシルク（☞ p.141）	薬剤作用⬇（サプリに含まれているビタミンKと薬剤の拮抗作用）
ミルラ（☞ p.180） リョクチャ（☞ p.185）	薬剤作用⬇（サプリは薬剤の作用を抑制）
黄連（☞ p.127） クロレラ（☞ p.139） ケール（☞ p.140） ビタミンC（☞ p.166）	薬剤作用⬇（ビタミンCとの拮抗作用）
アセロラ（☞ p.119）	薬剤作用⬇（ビタミンCと薬剤の拮抗作用）
サイリウム（☞ p.143）	薬剤作用⬇（食物繊維が薬剤の吸収を妨げる）
CoQ10（☞ p.114） 大豆（☞ p.151） 朝鮮五味子（☞ p.153） パセリ（☞ p.161）	薬剤作用⬇（薬剤とサプリの作用が拮抗する）
ワイン（☞ p.188）	何らかの影響が現れる（機序不明）

⑤抗血小板薬

プラビックス（クロピドグレル硫酸塩）

避けること	グレープフルーツ[7]（☞ p.139） グレープフルーツ種子抽出物[8] （☞ p.139）	薬剤作用⬆・薬剤副作用⬆（サプリはCYP3A4で代謝される薬の代謝を抑制）
要注意	セントジョーンズワート（☞ p.150）	薬剤作用⬇（サプリはCYP3A4で代謝される薬の代謝を促進）
	イチョウ（☞ p.122） ニンニク（☞ p.160）	出血，紫斑（同様の作用による相乗効果）
	甘草（☞ p.133）	出血，紫斑（サプリはCYP3A4で代謝される薬の代謝に影響を与える）
	DHEA（☞ p.115） アメリカンエルダー（☞ p.120） エキナセア（☞ p.126） 黄連（☞ p.127） オレゴングレープ（☞ p.130） カミツレ（☞ p.131） キャッツクロー（☞ p.135） ケルセチン（☞ p.140） セイヨウカノコソウ（☞ p.147） 朝鮮五味子（☞ p.153） デビルズクロー（☞ p.155） バーベリー（☞ p.161） フィーバーフュー（☞ p.169） 紅麹（☞ p.174） ベルベリン（☞ p.175） ユーカリ（☞ p.182） ライム（☞ p.183） レッドクローバー（☞ p.186）	薬剤作用⬆・薬剤副作用⬆（サプリはCYP3A4で代謝される薬の代謝を抑制）

A．ハイリスク薬／6．血液凝固阻止薬

	グッグル（☞ p.137） タンジン（☞ p.153） ビタミンE（☞ p.167）	薬剤作用↓（サプリはCYP3A4で代謝される薬の代謝を促進）
	ボラージ（☞ p.177）	有害物質をより多く発生（サプリがCYP3A4で代謝されるときに有害物質発生）

プレタール（シロスタゾール）

避けること	イチョウ[28]（☞ p.122）	出血，紫斑（同様の作用による相乗効果）
	グレープフルーツ[7]（☞ p.139） グレープフルーツ種子抽出物[8]（☞ p.139）	薬剤作用↑・薬剤副作用↑（サプリはCYP3A4で代謝される薬の代謝を抑制）
	セントジョーンズワート[2]（☞ p.150）	薬剤作用↓（サプリはCYP3A4で代謝される薬の代謝を促進）
要注意	甘草（☞ p.133）	出血，紫斑（サプリはCYP3A4で代謝される薬の代謝に影響を与える）
	DHEA（☞ p.115） アメリカンエルダー（☞ p.120） エキナセア（☞ p.126） 黄連（☞ p.127） オレゴングレープ（☞ p.130） カミツレ（☞ p.131） キャッツクロー（☞ p.135） ケルセチン（☞ p.140） セイヨウカノコソウ（☞ p.147） 朝鮮五味子（☞ p.153） デビルズクロー（☞ p.155） バーベリー（☞ p.161） フィーバーフュー（☞ p.169） 紅麹（☞ p.174） ベルベリン（☞ p.175） ユーカリ（☞ p.182） ライム（☞ p.183） レッドクローバー（☞ p.186）	薬剤作用↑・薬剤副作用↑（サプリはCYP3A4で代謝される薬の代謝を抑制）
	グッグル（☞ p.137） タンジン（☞ p.153） ニンニク（☞ p.160） ビタミンE（☞ p.167）	薬剤作用↓（サプリはCYP3A4で代謝される薬の代謝を促進）
	ボラージ（☞ p.177）	有害物質をより多く発生（サプリがCYP3A4で代謝されるときに有害物質発生）

エフィエント（プラスグレル塩酸塩）

要注意	ライム（☞ p.183）	薬剤作用↑・薬剤副作用↑（サプリはCYP3A4で代謝される薬の代謝を抑制）

2．ハイリスク薬とサプリメントの相互作用

Column

●ワルファリンと相互作用を持つサプリメント

1. イチョウ

抗血小板薬,抗血液凝固薬,ワルファリンを服用中の人がイチョウ葉を摂取すると,出血傾向になるため注意が必要である.6ヵ月〜2年程度の長期連用により,突発性両側硬膜下出血,脳内出血,くも膜下出血などの事例が報告されている.

[この事例から知っておくべきこと]

○同じ作用を有する薬とサプリメントの併用は原則しないことが基本である.

2. 納豆

「私は納豆が好きで毎日欠かさずに食べていたことで,こんな病気にかかってしまった.納豆が体によいなんて大ウソだ!」といった勘違いを,多くの人から聞かされた.

[この事例から知っておくべきこと]

○相互作用として伝えた情報が,正しく理解されているとは限らない.納豆に関して伝えた情報を患者がどのように受け取られているかの確認も時々必要となる.

3. クロレラ

ビタミンKを含むため,ワルファリンの作用を減弱させる可能性がある.

「4Gハーブへの注意喚起」として,イチョウ(ギンコール),ショウガ(ジンジャー),ニンニク(ガーリック),ニンジン(ジンセン)が抜歯後など外科手術(処置)後の出血を増長するので摂取に注意する.

同様のことは魚油をはじめ抗血小板作用などのある素材などでも考えられることであるので,血栓治療薬や抗凝固薬服用患者での併用は要注意事項と考える.

A. ハイリスク薬／ 6. 血液凝固阻止薬

Column

●服薬指導で役に立つ！〜血液障害とサプリメントの関係〜

　薬剤による代表的な血液障害には，骨髄機能低下，貧血，出血傾向の変化などがある．このような血液障害は薬剤だけでなく，サプリメントでも引き起こされる可能性があることはあまり知られていない．たとえば，血小板活性化因子阻害作用を持つイチョウ葉エキス（☞p.122参照）は抗凝血作用により脳梗塞などの予防効果が期待できると考えられている．しかし，その一方で出血傾向を高める可能性があり，注意が必要である．同様に出血傾向を高めるサプリメントとして，EPA（☞p.115参照）やDHA（☞p.114参照）が知られている．当然，出血傾向を高める可能性があるサプリメントと抗凝固薬の併用は避けるべきである．

　また貧血の予防のためにサプリメントを摂取する際には，鉄過剰症に対して注意が必要である．食事中から吸収される鉄の量は1日約1mg，排泄量も1mgに調整され，体内の鉄を積極的に排泄する機構はない．したがって，サプリメントなどによって鉄の摂取が長期間続いたりすると，体内に鉄が蓄積し，過剰症を発症するリスクが高くなる．貧血を引き起こす可能性がある薬剤を服用中であっても鉄を含むサプリメントの摂取が有用だとは限らないので，鉄を多く含むサプリメントや食品，一般用医薬品の摂取は避けるように患者に伝えることが重要である．

　亜鉛の過剰摂取は，銅不足から貧血を引き起こすことがあるが，このとき貧血に対して銅不足が疑われないと鉄剤のみで治療がなされてしまい，貧血が改善しないため，貧血を重篤化させてしまうことになり，注意が必要である．

2. ハイリスク薬とサプリメントの相互作用

7. 不整脈用薬

① Na チャネル遮断薬（Ⅰa群）

硫酸キニジン（キニジン硫酸塩水和物）

避けること	麻黄 [29]（☞ p.178）	不整脈（サプリが心拍数を増加させる）
	グレープフルーツ [7]（☞ p.139） グレープフルーツ種子抽出物 [8] （☞ p.139）	薬剤作用↑・薬剤副作用↑（サプリは CYP3A4 で代謝される薬剤の代謝を抑制）
	セントジョーンズワート [2]（☞ p.150）	薬剤作用↓（サプリは CYP3A4 で代謝される薬剤の代謝を促進．P 糖蛋白ポンプで排出される医薬品．サプリがポンプの活性を高めて薬剤の排泄を促進）
要注意	イカリソウ（☞ p.121）	不整脈（同様の作用による相乗効果）
	垣根芥子（☞ p.130）	心臓に対する障害（同様の作用による相乗作用）
	セイヨウダイコンソウ（☞ p.147）	心臓に過剰な影響を与える（同様の作用による相乗効果）

リスモダン（ジソピラミド）

避けること	麻黄 [30]（☞ p.178）	不整脈（サプリが心拍数を増加させる）
	グレープフルーツ [7]（☞ p.139） グレープフルーツ種子抽出物 [8] （☞ p.139）	薬剤作用↑・薬剤副作用↑（サプリは CYP3A4 で代謝される薬の代謝を抑制）
	セントジョーンズワート [2]（☞ p.150）	薬剤作用↓（サプリは CYP3A4 で代謝される薬の代謝を促進）
要注意	イカリソウ（☞ p.121）	不整脈（同様の作用による相乗効果）
	DHEA（☞ p.115） エキナセア（☞ p.126） オレゴングレープ（☞ p.130） カミツレ（☞ p.131） キャッツクロー（☞ p.135） セイヨウカノコソウ（☞ p.147） 朝鮮五味子（☞ p.153） デビルズクロー（☞ p.155） バーベリー（☞ p.161） フィーバーフュー（☞ p.169） 紅麹（☞ p.174） ベルベリン（☞ p.175） ユーカリ（☞ p.182） ライム（☞ p.183） レッドクローバー（☞ p.186）	薬剤作用↑・薬剤副作用↑（サプリは CYP3A4 で代謝される薬の代謝を抑制）
	イチョウ（☞ p.122）	薬剤作用↑・薬剤副作用↑（サプリは CYP3A4 で代謝される薬の代謝に影響する）

A. ハイリスク薬／7. 不整脈用薬

	グッグル (☞ p.137) タンジン (☞ p.153) ニンニク (☞ p.160) ビタミンE (☞ p.167)	薬剤作用↓（サプリはCYP3A4で代謝される薬の代謝を促進）
	甘草 (☞ p.133)	何らかの影響が現れる（サプリはCYP3A4で代謝される薬の代謝に影響を与える）
	ボラージ (☞ p.177)	有害物質をより多く発生（サプリがCYP3A4で代謝されるときに有害物質発生）

シベノール（シベンゾリンコハク酸塩）

要注意	ザクロ (☞ p.143) 朝鮮ニンジン (☞ p.153) ブラックコホッシュ (☞ p.172)	薬剤作用↑・薬剤副作用↑（サプリはCYP2D6で代謝される薬の代謝を抑制）

ピメノール（ピルメノール塩酸塩水和物）

避けること	麻黄[30] (☞ p.178)	不整脈（サプリが心拍数を増加させる）
要注意	イカリソウ (☞ p.121)	不整脈（同様の作用の相乗効果）

アミサリン（プロカインアミド塩酸塩）

避けること	麻黄[30] (☞ p.178)	不整脈（サプリが心拍数を増加させる）
要注意	イカリソウ (☞ p.121)	不整脈（同様の作用による相乗効果）
	セントジョーンズワート (☞ p.150)	薬剤作用↑・薬剤副作用↑（サプリは薬剤の吸収を促進）

② Naチャネル遮断薬（Ⅰb群）

アスペノン（アプリンジン塩酸塩）

要注意	ザクロ (☞ p.143) 朝鮮ニンジン (☞ p.153) ブラックコホッシュ (☞ p.172)	薬剤作用↑・薬剤副作用↑（サプリはCYP2D6で代謝される薬の代謝を抑制）

メキシチール（メキシレチン塩酸塩）

要注意	イチョウ (☞ p.122) エキナセア (☞ p.126) エゾウコギ (☞ p.126) グレープフルーツ (☞ p.139) スルフォラファン (☞ p.146) セイヨウタンポポ (☞ p.148) フィーバーフュー (☞ p.169) ペパーミント (☞ p.174) ユーカリ (☞ p.182) レッドクローバー (☞ p.186)	薬剤作用↑・薬剤副作用↑（サプリはCYP1A2で代謝される薬の代謝を抑制）

	ケール （☞ p.140） セントジョーンズワート （☞ p.150） ナツメグ （☞ p.159） ブドウ （☞ p.171） メトキシル化フラボン （☞ p.180）	薬剤作用⬇（サプリは CYP1A2 で代謝される薬の代謝を促進）

キシロカイン，オリベス （リドカイン塩酸塩）

要注意	スルフォラファン （☞ p.146） セイヨウタンポポ （☞ p.148） ペパーミント （☞ p.174）	薬剤作用⬆・薬剤副作用⬆（サプリは CYP1A2 で代謝される薬の代謝を抑制）
	ケール （☞ p.140） ナツメグ （☞ p.159） ブドウ （☞ p.171） メトキシル化フラボン （☞ p.180）	薬剤作用⬇（サプリは CYP1A2 で代謝される薬の代謝を促進）

③Na チャネル遮断薬 （Ⅰc 群）

タンボコール （フレカイニド酢酸塩）

避けること	麻黄 [30] （☞ p.178）	不整脈（サプリが心拍数を増加させる）
要注意	イカリソウ （☞ p.121）	不整脈（同様の作用による相乗効果）
	イチョウ （☞ p.122） ザクロ （☞ p.143） 朝鮮ニンジン （☞ p.153） フィーバーフュー （☞ p.169） ブラックコホッシュ （☞ p.172）	薬剤作用⬆・薬剤副作用⬆（サプリは CYP2D6 で代謝される薬の代謝を抑制）

プロノン （プロパフェノン塩酸塩）

要注意	イチョウ （☞ p.122） ザクロ （☞ p.143） 朝鮮ニンジン （☞ p.153） フィーバーフュー （☞ p.169） ブラックコホッシュ （☞ p.172）	薬剤作用⬆・薬剤副作用⬆（サプリは CYP2D6 で代謝される薬の代謝を抑制）

④Ⅲ群不整脈用薬

アンカロン （アミオダロン塩酸塩）

避けること	麻黄 [30] （☞ p.178）	不整脈（サプリが心拍数を増加させる）
	グレープフルーツ [7] （☞ p.139） グレープフルーツ種子抽出物 [8] （☞ p.139）	薬剤作用⬆・薬剤副作用⬆（サプリは CYP3A4 で代謝される薬の代謝を抑制）
	セントジョーンズワート [2] （☞ p.150）	薬剤作用⬇（サプリは CYP3A4 で代謝される薬の代謝を促進）

A．ハイリスク薬／7．不整脈用薬

要注意	イカリソウ（☞ p.121）	不整脈（同様の作用による相乗効果）
	DHEA（☞ p.115） アメリカンエルダー（☞ p.120） エキナセア（☞ p.126） 黄連（☞ p.127） オレゴングレープ（☞ p.130） カミツレ（☞ p.131） キャッツクロー（☞ p.135） ケルセチン（☞ p.140） セイヨウカノコソウ（☞ p.147） 朝鮮五味子（☞ p.153） デビルズクロー（☞ p.155） バーベリー（☞ p.161） ビタミン B6（☞ p.166） フィーバーフュー（☞ p.169） 紅麹（☞ p.174） ベルベリン（☞ p.175） ユーカリ（☞ p.182） ライム（☞ p.183） レッドクローバー（☞ p.186）	日光過敏症（肌が露出した部分が過敏になる） 薬剤作用↑・薬剤副作用↑（サプリは CYP3A4 で代謝される薬の代謝を抑制）
	イチョウ（☞ p.122）	薬剤作用↑・薬剤副作用↑（サプリは CYP3A4 で代謝される薬の代謝に影響する）
	グッグル（☞ p.137） タンジン（☞ p.153） ニンニク（☞ p.160） ビタミン E（☞ p.167）	薬剤作用↓（サプリは CYP3A4 で代謝される薬の代謝を促進）
	甘草（☞ p.133）	何らかの影響が現れる（サプリは CYP3A4 で代謝される薬の代謝に影響を与える）
	ボラージ（☞ p.177）	有害物質をより多く発生（サプリが CYP3A4 で代謝されるときに有害物質発生）

ソタコール（ソタロール塩酸塩）

避けること	麻黄[30]（☞ p.178）	不整脈（サプリが心拍数を増加させる）
要注意	イカリソウ（☞ p.121）	不整脈（同様の作用による相乗効果）
	ドロマイト（☞ p.157）	薬剤作用↓（サプリは薬剤の吸収を阻害する）
	カルシウム（☞ p.132）	薬剤作用↓（薬剤の体内への吸収量が低下する）

シンビット（ニフェカラント塩酸塩）

避けること	麻黄[30]（☞ p.178）	不整脈（サプリが心拍数を増加させる）
	イカリソウ（☞ p.121）	不整脈（同様の作用による相乗効果）

2．ハイリスク薬とサプリメントの相互作用

⑤ Ca 拮抗薬（Ⅳ群）

ベプリコール（ベプリジル塩酸塩水和物）

避けること	麻黄 [30]（☞ p.178）	不整脈（サプリが心拍数を増加させる）
要注意	イカリソウ（☞ p.121）	不整脈（同様の作用による相乗効果）

ワソラン（ベラパミル塩酸塩）

避けること	グレープフルーツ [7]（☞ p.139） グレープフルーツ種子抽出物 [8]（☞ p.139）	薬剤作用 ⬆・薬剤副作用 ⬆（サプリは CYP3A4 で代謝される薬の代謝を抑制）
	セントジョーンズワート [2]（☞ p.150）	薬剤作用 ⬇（サプリは CYP3A4 で代謝される薬の代謝を促進．P 糖蛋白ポンプで排出される医薬品）
要注意	ウーロン茶（☞ p.124） カフェイン（☞ p.131） ガラナ豆（☞ p.132） 紅茶（☞ p.141） コーヒー（☞ p.141） プーアール茶（☞ p.169） マテ茶（☞ p.179） リョクチャ（☞ p.185）	カフェインの作用が増強し，頻脈，血圧上昇，神経過敏などを引き起こす（薬剤はカフェインの代謝を抑制）
	メラトニン（☞ p.181）	サプリ作用 ⬇（薬剤はサプリの代謝を促進）
	ビタミン D（☞ p.167）	心臓に影響を与える（サプリは Ca の吸収を促進）
	カルシウム（☞ p.132）	心臓の障害が生じる（同様の作用による相乗効果）
	DHEA（☞ p.115） アメリカンエルダー（☞ p.120） エキナセア（☞ p.126） 黄連（☞ p.127） オレゴングレープ（☞ p.130） カミツレ（☞ p.131） キャッツクロー（☞ p.135） ケルセチン（☞ p.140） セイヨウカノコソウ（☞ p.147） 朝鮮五味子（☞ p.153） デビルズクロー（☞ p.155） バーベリー（☞ p.161） フィーバーフュー（☞ p.169） 紅麹（☞ p.174） ベルベリン（☞ p.175） ユーカリ（☞ p.182） ライム（☞ p.183） レッドクローバー（☞ p.186）	薬剤作用 ⬆・薬剤副作用 ⬆（サプリは CYP3A4 で代謝される薬の代謝を抑制）
	イチョウ（☞ p.122）	薬剤作用 ⬆・薬剤副作用 ⬆（サプリは CYP3A4 で代謝される薬の代謝に影響する）

A. ハイリスク薬／7. 不整脈用薬

グッグル （☞ p.137） タンジン （☞ p.153） ニンニク （☞ p.160） ビタミンE （☞ p.167）	薬剤作用↓（サプリはCYP3A4で代謝される薬の代謝を促進）
甘草 （☞ p.133）	何らかの影響が現れる（サプリはCYP3A4で代謝される薬の代謝に影響を与える）
ボラージ （☞ p.177）	有害物質をより多く発生（サプリがCYP3A4で代謝されるときに有害物質発生）

Column

●服薬指導で役に立つ！～ジソピラミドとサプリメントの相互作用～

　不整脈治療薬のジソピラミドは肝ミクロソームCYP3A4で代謝されるため，CYP3A4を誘導するセントジョーンズワート含有食品を含むサプリメントの併用や，CYP3A4を阻害するグレープフルーツ，文旦，グレープフルーツと文旦の交配種であるスウィーティーなどとの同時摂取には注意が必要である．また，ジソピラミドにはカリウムチャネル遮断作用によるQT延長作用や血糖を低下させる副作用が認められている．したがって，食後の血糖値の上昇を抑えるなどと記載された特定保健用食品や機能性表示食品は，併用すると血糖値を必要以上に低下させる危険性がある．

　ジソピラミドは不整脈の治療薬ではあるが，同時に重大な副作用としての心停止，心室細動，房室ブロック，失神，心不全の悪化なども認められるので，食事からの電解質の摂取状況も確認することが必要である．極端な偏食で生じる低カリウム血症による不整脈の誘発やナトリウム（塩分）の過剰摂取による心不全のリスク増大には注意したい．

8. ジギタリス製剤

①ジギタリス製剤

ジゴシン (ジゴキシン)		
避けること	垣根芥子 [31] (☞ p.130) セイヨウダイコンソウ [32] (☞ p.147) 大黄 [33] (☞ p.150) タンジン [34] (☞ p.153) ドイツスズラン [35] (☞ p.155)	薬剤作用⬆・薬剤副作用⬆（同様の作用による相乗効果）
	グレープフルーツ [7] (☞ p.139) グレープフルーツ種子抽出物 [8] (☞ p.139)	薬剤作用⬆・薬剤副作用⬆（サプリはCYP3A4で代謝される薬の代謝を抑制）
	セントジョーンズワート [2] (☞ p.150) ヨーロピアンバックソーン [36] (☞ p.183)	薬剤作用⬇（サプリは薬剤の排泄を促進）
要注意	セレウス (☞ p.149) パンガミン酸 (☞ p.164)	薬剤作用⬆・薬剤副作用⬆（同様の作用による相乗効果）
	カルシウム (☞ p.132)	心拍の異常などの副作用（同様の作用による相乗効果）
	DHEA (☞ p.115) アメリカンエルダー (☞ p.120) イチョウ (☞ p.122) エキナセア (☞ p.126) 黄連 (☞ p.127) オレゴングレープ (☞ p.130) カミツレ (☞ p.131) キャッツクロー (☞ p.135) ケルセチン (☞ p.140) 朝鮮五味子 (☞ p.153) デビルズクロー (☞ p.155) バーベリー (☞ p.161) フィーバーフュー (☞ p.169) 紅麹 (☞ p.174) ベルベリン (☞ p.175) ユーカリ (☞ p.182) ライム (☞ p.183) レッドクローバー (☞ p.186)	薬剤作用⬆・薬剤副作用⬆（サプリはCYP3A4で代謝される薬の代謝を抑制）
	サルサパリラ (☞ p.143)	薬剤作用⬆・薬剤副作用⬆（サプリは薬剤の吸収を促進）
	リンゴ酢 (☞ p.186)	低カリウム血症により薬剤の作用が増強する（サプリを大量に摂取するとカリウム濃度を下げる）

A. ハイリスク薬／8. ジギタリス製剤

	センナ（☞ p.150） アロエベラ（☞ p.121） イエロードック（☞ p.121） カスカラ（☞ p.130）	低カリウム血症が薬剤副作用⬆（緩下効果で下痢が生じ，体内のカリウム量が低下する）
	ビタミンD（☞ p.167）	不整脈（サプリはカルシウムの吸収を促進）
	サイリウム（☞ p.143） フスマ（☞ p.170） ペクチン（☞ p.173）	薬剤作用⬇（サプリの繊維は薬剤の吸収を阻害する）
	グッグル（☞ p.137） ニンニク（☞ p.160）	薬剤作用⬇（サプリはCYP3A4で代謝される薬の代謝を促進）
	インドジャボク（☞ p.123）	薬剤作用⬇（薬剤とサプリの作用が拮抗する）
	コンブ（☞ p.142）	薬剤副作用⬆（サプリは体内のカリウム濃度上昇）
	バターナット（☞ p.161） マンナ（☞ p.179）	薬剤副作用⬆（緩下効果で下痢が生じ，体内のカリウム量が低下する）
	甘草（☞ p.133）	何らかの影響が現れる（サプリはCYP3A4で代謝される薬の代謝に影響を与える）
	ボラージ（☞ p.177）	有害物質をより多く発生（サプリがCYP3A4で代謝されるときに有害物質発生）

ジギラノゲン（デスラノシド）

避けること	グレープフルーツ[7]（☞ p.139） グレープフルーツ種子抽出物[8]（☞ p.139）	薬剤作用⬆・薬剤副作用⬆（サプリはCYP3A4で代謝される薬の代謝を抑制）
	セントジョーンズワート[2]（☞ p.150）	薬剤作用⬇（サプリは薬剤の排泄を促進）
要注意	DHEA（☞ p.115） イチョウ（☞ p.122） エキナセア（☞ p.126） キャッツクロー（☞ p.135） ケルセチン（☞ p.140） 朝鮮五味子（☞ p.153） バーベリー（☞ p.161） フィーバーフュー（☞ p.169） ユーカリ（☞ p.182） ライム（☞ p.183） タンジン（☞ p.153）	薬剤作用⬆・薬剤副作用⬆（サプリはCYP3A4で代謝される薬の代謝を抑制）
	ビタミンD（☞ p.167）	不整脈（サプリはカルシウムの吸収を促進）

2. ハイリスク薬とサプリメントの相互作用

9. 精神神経用薬

①抗精神病薬全般

要注意	インドジャボク（☞ p.123）	薬剤副作用↑（同様の作用の相乗効果）
	カウヘイジ（☞ p.130） チェストベリー（☞ p.153）	薬剤作用↓（ドパミン減少作用がある薬剤とドパミンに影響を及ぼすサプリで拮抗作用を示す）
	フェニルアラニン（☞ p.170）	パーキンソン様症状やジストニアなど筋肉の動きに異常をきたす（サプリは薬剤に何らかの影響を与える）

②フェノチアジン系薬

ウインタミン（クロルプロマジン塩酸塩）

避けること	セイヨウカノコソウ[37]（☞ p.147） トリプトファン[38]（☞ p.157）	強い鎮静・眠気と中枢神経全般の抑制（同様の作用による相乗効果）
	マーシュティー[39]（☞ p.177） マザーワート[40]（☞ p.179） メラトニン[41]（☞ p.181） ワイルドレタス[42]（☞ p.187） ワイン[43]（☞ p.188）	強度の眠気と中枢神経全体の抑制（同様の作用による相乗効果）
要注意	エゾウコギ（☞ p.126） カミツレ（☞ p.131） ゲッケイジュ（☞ p.140） ナズナ（☞ p.158） ホップ（☞ p.177） メリッサ（☞ p.181） モクレン（☞ p.181） ラベンダー（☞ p.184）	強度の眠気と中枢神経全体の抑制（同様の作用による相乗効果）
	アシュワガンダ（☞ p.118） イラクサ（☞ p.122） エリキャンペーン（☞ p.127） カレンジュラ（☞ p.133） キャットニップ（☞ p.135） セージ（☞ p.146）	強い鎮静・眠気と中枢神経全般の抑制（同様の作用による相乗効果）
	パッションフラワー（☞ p.162） ハナビシソウ（☞ p.163）	強度の眠気と中枢神経全体の抑制（薬剤の効果が増強される）
	イカリソウ（☞ p.121）	不整脈（同様の作用による相乗効果）
	フィーバーフュー（☞ p.169）	薬剤作用↑・薬剤副作用↑（サプリはCYP2D6 または CYP3A4 で代謝される薬の代謝を抑制）
	月見草油（☞ p.154）	痙攣を起こす（詳細不明）
	リチウム（☞ p.184）	薬剤作用↓・サプリ作用↓（詳細不明）
	トリプトファン（☞ p.157）	運動障害（詳細不明）

A. ハイリスク薬／9. 精神神経用薬

フルメジン （フルフェナジン）

要注意	ガンマーリノレン酸 (☞ p.134)	副作用↑（詳細不明）
	リチウム (☞ p.184)	薬剤作用↑・サプリ作用↓（詳細不明）
	トリプトファン (☞ p.157)	運動障害（詳細不明）

③ ブチロフェノン系薬

セレネース （ハロペリドール）

避けること	麻黄[44] (☞ p.178)	不整脈（サプリが心拍数を増加させる）
要注意	イカリソウ (☞ p.121)	不整脈（同様の作用による相乗効果）
	イチョウ (☞ p.122) ザクロ (☞ p.143) 朝鮮ニンジン (☞ p.153) フィーバーフュー (☞ p.169) ブラックコホッシュ (☞ p.172)	薬剤作用↑・薬剤副作用↑（サプリは CYP2D6 で代謝される薬の代謝を抑制）

インプロメン （ブロムペリドール）

避けること	セントジョーンズワート[2] (☞ p.150)	薬剤作用↓（サプリは CYP3A4 で代謝される薬の代謝を促進）
要注意	アメリカンエルダー (☞ p.120) 黄連 (☞ p.127) オレゴングレープ (☞ p.130) カミツレ (☞ p.131) セイヨウカノコソウ (☞ p.147) 紅麹 (☞ p.174) ベルベリン (☞ p.175)	薬剤作用↑・薬剤副作用↑（サプリは CYP3A4 で代謝される薬の代謝を抑制）
	グッグル (☞ p.137) ニンニク (☞ p.160) ビタミンE (☞ p.167)	薬剤作用↓（サプリは CYP3A4 で代謝される薬の代謝を促進）
	甘草 (☞ p.133)	何らかの影響が現れる（サプリは CYP3A4 で代謝される薬の代謝に影響を与える）

ハロマンス, ネオペリドール （ハロペリドールデカン酸エステル）

| 要注意 | ザクロ (☞ p.143)
朝鮮ニンジン (☞ p.153)
ブラックコホッシュ (☞ p.172) | 薬剤作用↑・薬剤副作用↑（サプリは CYP2D6 で代謝される薬の代謝を抑制） |

④ ベンザミド系薬

エミレース （ネモナプリド）

| 避けること | グレープフルーツ[7] (☞ p.139)
グレープフルーツ種子抽出物[8] (☞ p.139) | 薬剤作用↑・薬剤副作用↑（サプリは CYP3A4 で代謝される薬の代謝を抑制） |
| | セントジョーンズワート[2] (☞ p.150) | 薬剤作用↓（サプリは CYP3A4 で代謝される薬の代謝を促進） |

2. ハイリスク薬とサプリメントの相互作用

要注意	DHEA（☞ p.115） アメリカンエルダー（☞ p.120） エキナセア（☞ p.126） 黄連（☞ p.127） オレゴングレープ（☞ p.130） カミツレ（☞ p.131） キャッツクロー（☞ p.135） ケルセチン（☞ p.140） セイヨウカノコソウ（☞ p.147） 朝鮮五味子（☞ p.153） デビルズクロー（☞ p.155） バーベリー（☞ p.161） フィーバーフュー（☞ p.169） 紅麹（☞ p.174） ベルベリン（☞ p.175） ユーカリ（☞ p.182） ライム（☞ p.183） レッドクローバー（☞ p.186）	薬剤作用⬆・薬剤副作用⬆（サプリは CYP3A4 で代謝される薬の代謝を抑制）
	イチョウ（☞ p.122）	薬剤作用⬆・薬剤副作用⬆（サプリは CYP3A4 で代謝される薬の代謝に影響する）
	グッグル（☞ p.137） タンジン（☞ p.153） ニンニク（☞ p.160） ビタミンE（☞ p.167）	薬剤作用⬇（サプリは CYP3A4 で代謝される薬の代謝を促進）
	甘草（☞ p.133）	何らかの影響が現れる（サプリは CYP3A4 で代謝される薬の代謝に影響を与える）
	ボラージ（☞ p.177）	有害物質をより多く発生（サプリが CYP3A4 で代謝されるときに有害物質発生）

⑤セロトニン / ドパミン遮断薬（SDA）

ロナセン（ブロナンセリン）

避けること	セントジョーンズワート[2]（☞ p.150）	薬剤作用⬇（サプリは CYP3A4 で代謝される薬の代謝を促進）
	グレープフルーツ[7]（☞ p.139）	薬剤作用⬆（サプリは CYP3A4 で代謝される薬の代謝を抑制）
要注意	アメリカンエルダー（☞ p.120） 黄連（☞ p.127） オレゴングレープ（☞ p.130） カミツレ（☞ p.131） セイヨウカノコソウ（☞ p.147） 紅麹（☞ p.174） ベルベリン（☞ p.175）	薬剤作用⬆・薬剤副作用⬆（サプリは CYP3A4 で代謝される薬の代謝を抑制）
	グッグル（☞ p.137） ニンニク（☞ p.160） ビタミンE（☞ p.167）	薬剤作用⬇（サプリは CYP3A4 で代謝される薬の代謝を促進）

A．ハイリスク薬／9．精神神経用薬

	甘草 (☞ p.133)	何らかの影響が現れる（サプリは CYP3A4 で代謝される薬の代謝に影響を与える）

ルーラン（ペロスピロン塩酸塩水和物）

避けること	セントジョーンズワート[2] (☞ p.150)	薬剤作用⬇（サプリは CYP3A4 で代謝される薬の代謝を促進）
要注意	アメリカンエルダー (☞ p.120) 黄連 (☞ p.127) オレゴングレープ (☞ p.130) カミツレ (☞ p.131) セイヨウカノコソウ (☞ p.147) 紅麹 (☞ p.174) ベルベリン (☞ p.175)	薬剤作用⬆・薬剤副作用⬆（サプリは CYP3A4 で代謝される薬の代謝を抑制）
	グッグル (☞ p.137) ニンニク (☞ p.160) ビタミン E (☞ p.167)	薬剤作用⬇（サプリは CYP3A4 で代謝される薬の代謝を促進）
	甘草 (☞ p.133)	何らかの影響が現れる（サプリは CYP3A4 で代謝される薬の代謝に影響を与える）

リスパダール（リスペリドン）

要注意	イチョウ (☞ p.122) ザクロ (☞ p.143) 朝鮮ニンジン (☞ p.153) フィーバーフュー (☞ p.169) ブラックコホッシュ (☞ p.172)	薬剤作用⬆・薬剤副作用⬆（サプリは CYP2D6 で代謝される薬の代謝を抑制）

⑥多受容体作用抗精神病薬（MARTA）

セロクエル（クエチアピンフマル酸塩）

避けること	セントジョーンズワート[9] (☞ p.150)	薬剤作用⬇（サプリは CYP3A4 で代謝される薬の代謝を促進）
要注意	アメリカンエルダー (☞ p.120) 黄連 (☞ p.127) オレゴングレープ (☞ p.130) カミツレ (☞ p.131) セイヨウカノコソウ (☞ p.147) 紅麹 (☞ p.174) ベルベリン (☞ p.175)	薬剤作用⬆・薬剤副作用⬆（サプリは CYP3A4 で代謝される薬の代謝を抑制）
	グッグル (☞ p.137) ニンニク (☞ p.160) ビタミン E (☞ p.167)	薬剤作用⬇（サプリは CYP3A4 で代謝される薬の代謝を促進）
	甘草 (☞ p.133)	何らかの影響が現れる（サプリは CYP3A4 で代謝される薬の代謝に影響を与える）

2．ハイリスク薬とサプリメントの相互作用

クロザリル（クロザピン）		
避けること	グレープフルーツ[7]（☞ p.139）	薬剤作用⬆・薬剤副作用⬆（サプリはCYP3A4，1A2で代謝される薬の代謝を抑制）
要注意	イチョウ（☞ p.122） エキナセア（☞ p.126） エゾウコギ（☞ p.126） グレープフルーツ種子抽出物（☞ p.139） スルフォラファン（☞ p.146） セイヨウタンポポ（☞ p.148） フィーバーフュー（☞ p.169） ペパーミント（☞ p.174） ユーカリ（☞ p.182） レッドクローバー（☞ p.186）	薬剤作用⬆・薬剤副作用⬆（サプリはCYP1A2で代謝される薬の代謝を抑制）
	ウーロン茶（☞ p.124） カカオ（☞ p.130） カフェイン（☞ p.131） ガラナ豆（☞ p.132） 紅茶（☞ p.141） コーヒー（☞ p.141） プーアール茶（☞ p.169） マテ茶（☞ p.179） リョクチャ（☞ p.185）	薬剤作用⬆・薬剤副作用⬆（カフェインが薬剤の代謝を抑制）
	ケール（☞ p.140） セントジョーンズワート（☞ p.150） ナツメグ（☞ p.159） ブドウ（☞ p.171） メトキシル化フラボン（☞ p.180）	薬剤作用⬇（サプリはCYP1A2で代謝される薬の代謝を促進）

⑦その他の抗精神病薬

オーラップ（ピモジド）		
避けること	麻黄[45]（☞ p.178）	不整脈（サプリが心拍数を増加させる）
	グレープフルーツ[7]（☞ p.139） グレープフルーツ種子抽出物[8]（☞ p.139）	薬剤作用⬆・薬剤副作用⬆（サプリはCYP3A4で代謝される薬の代謝を抑制）
	セントジョーンズワート[2]（☞ p.150）	薬剤作用⬇（サプリはCYP3A4で代謝される薬の代謝を促進）

A．ハイリスク薬／9．精神神経用薬

要注意	イカリソウ（☞ p.121）	不整脈（同様の作用による相乗効果）
	DHEA（☞ p.115） エキナセア（☞ p.126） 黄連（☞ p.127） オレゴングレープ（☞ p.130） カミツレ（☞ p.131） キャッツクロー（☞ p.135） ケルセチン（☞ p.140） セイヨウカノコソウ（☞ p.147） 朝鮮五味子（☞ p.153） デビルズクロー（☞ p.155） バーベリー（☞ p.161） フィーバーフュー（☞ p.169） 紅麹（☞ p.174） ベルベリン（☞ p.175） ユーカリ（☞ p.182） ライム（☞ p.183） レッドクローバー（☞ p.186）	薬剤作用↑・薬剤副作用↑（サプリは CYP3A4 で代謝される薬の代謝を抑制）
	グッグル（☞ p.137） タンジン（☞ p.153） ニンニク（☞ p.160） ビタミンE（☞ p.167）	薬剤作用↓（サプリは CYP3A4 で代謝される薬の代謝を促進）
	甘草（☞ p.133）	何らかの影響が現れる（サプリは CYP3A4 で代謝される薬の代謝に影響を与える）
	ボラージ（☞ p.177）	有害物質をより多く発生（サプリが CYP3A4 で代謝されるときに有害物質発生）

⑧抗うつ薬全般

避けること	S-アデノシルメチオニン[46]（☞ p.116） セントジョーンズワート[47]（☞ p.150） リチウム[48]（☞ p.184）	セロトニン症候群（同様の作用による相乗効果）

⑨三環系抗うつ薬

トリプタノール（アミトリプチリン塩酸塩）

要注意	セントジョーンズワート（☞ p.150）	薬剤作用↓（サプリは CYP3A4 で代謝される薬剤の代謝を促進）
	イチョウ（☞ p.122） ザクロ（☞ p.143） 朝鮮ニンジン（☞ p.153） フィーバーフュー（☞ p.169） ブラックコホッシュ（☞ p.172）	薬剤作用↑・薬剤副作用↑（サプリは CYP2D6 で代謝される薬の代謝を抑制）
	メトキシル化フラボン（☞ p.180）	薬剤作用↓（サプリは薬剤の代謝を促進）

2. ハイリスク薬とサプリメントの相互作用

69

トフラニール（イミプラミン塩酸塩）

要注意	ザクロ（☞ p.143） 朝鮮ニンジン（☞ p.153） フィーバーフュー（☞ p.169） ブラックコホッシュ（☞ p.172）	薬剤作用⬆・薬剤副作用⬆（サプリは CYP2D6 で代謝される薬の代謝を抑制）

アナフラニール（クロミプラミン塩酸塩）

避けること	グレープフルーツ[7]（☞ p.139） グレープフルーツ種子抽出物[8] （☞ p.139）	薬剤作用⬆・薬剤副作用⬆（サプリは薬剤の代謝を抑制）
要注意	イチョウ（☞ p.122） ザクロ（☞ p.143） 朝鮮ニンジン（☞ p.153） フィーバーフュー（☞ p.169） ブラックコホッシュ（☞ p.172）	薬剤作用⬆・薬剤副作用⬆（サプリは CYP2D6 で代謝される薬の代謝を抑制）

プロチアデン（ドスレピン塩酸塩）

要注意	ザクロ（☞ p.143） 朝鮮ニンジン（☞ p.153） ブラックコホッシュ（☞ p.172）	薬剤作用⬆・薬剤副作用⬆（サプリは CYP2D6 で代謝される薬の代謝を抑制）

ノリトレン（ノルトリプチリン塩酸塩）

要注意	セントジョーンズワート（☞ p.150）	薬剤作用⬇（サプリは薬剤の代謝を促進）

アナフラニール（クロミプラミン塩酸塩），アモキサン（アモキサピン），トフラニール（イミプラミン塩酸塩）

避けること	トリプトファン[49]（☞ p.157）	セロトニン症候群（同様の作用による相乗効果）
要注意	カウヘイジ（☞ p.130）	サプリ作用⬇（サプリの吸収が減少する）
	コーヒー（☞ p.141）	薬剤作用⬇（サプリに含まれるタンニンが薬剤と結合する）
	インドジャボク（☞ p.123）	サプリ作用⬇（詳細不明）

⑩四環系抗うつ薬

ルジオミール（マプロチリン塩酸塩）

要注意	イチョウ（☞ p.122） ザクロ（☞ p.143） 朝鮮ニンジン（☞ p.153） フィーバーフュー（☞ p.169） ブラックコホッシュ（☞ p.172）	薬剤作用⬆・薬剤副作用⬆（サプリは CYP2D6 で代謝される薬の代謝を抑制）

テトラミド（ミアンセリン塩酸塩）

要注意	スルフォラファン（☞ p.146） セイヨウタンポポ（☞ p.148） ペパーミント（☞ p.174）	薬剤作用⬆・薬剤副作用⬆（サプリは CYP1A2 で代謝される薬の代謝を抑制）

A．ハイリスク薬／9．精神神経用薬

	ケール（☞ p.140） ナツメグ（☞ p.159） ブドウ（☞ p.171） メトキシル化フラボン（☞ p.180）	薬剤作用⬇（サプリは CYP1A2 で代謝される薬の代謝を促進）

⑪選択的セロトニン再取り込み阻害薬（SSRI）

パキシル（パロキセチン塩酸塩水和物）

要注意	セントジョーンズワート（☞ p.150） トリプトファン（☞ p.157）	セロトニン症候群（同様の作用による相乗効果）
	イチョウ（☞ p.122） ザクロ（☞ p.143） 朝鮮ニンジン（☞ p.153） フィーバーフュー（☞ p.169） ブラックコホッシュ（☞ p.172）	薬剤作用⬆・薬剤副作用⬆（サプリは CYP2D6 で代謝される薬の代謝を抑制）

デプロメール，ルボックス（フルボキサミンマレイン酸塩）

要注意	セントジョーンズワート（☞ p.150） トリプトファン（☞ p.157）	セロトニン症候群（同様の作用による相乗効果）
	ウーロン茶（☞ p.124） カフェイン（☞ p.131） ガラナ豆（☞ p.132） 紅茶（☞ p.141） コーヒー（☞ p.141） プーアール茶（☞ p.169） マテ茶（☞ p.179） リョクチャ（☞ p.185）	カフェインの作用が増強し，頻脈，血圧上昇，神経過敏などを引き起こす（薬剤がカフェインの代謝を抑制）
	イチョウ（☞ p.122） ザクロ（☞ p.143） 朝鮮ニンジン（☞ p.153） フィーバーフュー（☞ p.169） ブラックコホッシュ（☞ p.172）	薬剤作用⬆・薬剤副作用⬆（サプリは CYP2D6 で代謝される薬の代謝を抑制）
	メラトニン（☞ p.181）	薬剤作用⬆・薬剤副作用⬆（薬剤はサプリの吸収を促進）

ジェイゾロフト（塩酸セルトラリン）

要注意	セントジョーンズワート（☞ p.150） トリプトファン（☞ p.157）	セロトニン症候群（同様の作用による相乗効果）

2 ハイリスク薬とサプリメントの相互作用

71

⑫セロトニン / ノルアドレナリン再取り込み阻害薬（SNRI）

サインバルタ（デュロキセチン塩酸塩）

要注意	イチョウ（☞ p.122） エキナセア（☞ p.126） エゾウコギ（☞ p.126） グレープフルーツ（☞ p.139） グレープフルーツ種子抽出物（☞ p.139） スルフォラファン（☞ p.146） セイヨウタンポポ（☞ p.148） フィーバーフュー（☞ p.169） ペパーミント（☞ p.174） ユーカリ（☞ p.182） レッドクローバー（☞ p.186）	薬剤作用↑・薬剤副作用↑（サプリは CYP1A2 で代謝される薬の代謝を抑制）
	セントジョーンズワート（☞ p.150） トリプトファン（☞ p.157）	セロトニン症候群（同様の作用による相乗効果）
	ケール（☞ p.140） ナツメグ（☞ p.159） ブドウ（☞ p.171） メトキシル化フラボン（☞ p.180）	薬剤作用↓（サプリは CYP1A2 で代謝される薬の代謝を促進）

⑬ノルアドレナリン作動性 / 特異的セロトニン作動性抗うつ薬（NaSSA）

リフレックス，レメロン（ミルタザピン）

要注意	スルフォラファン（☞ p.146） セイヨウタンポポ（☞ p.148） ペパーミント（☞ p.174）	薬剤作用↑・薬剤副作用↑（サプリは CYP1A2 で代謝される薬の代謝を抑制）
	セントジョーンズワート（☞ p.150） トリプトファン（☞ p.157）	セロトニン症候群（同様の作用による相乗効果）
	ケール（☞ p.140） ナツメグ（☞ p.159） ブドウ（☞ p.171） メトキシル化フラボン（☞ p.180）	薬剤作用↓（サプリは CYP1A2 で代謝される薬の代謝を促進）

⑭その他の抗うつ薬

レスリン，デジレル（トラゾドン塩酸塩）

避けること	麻黄[45]（☞ p.178）	不整脈（サプリは心拍数を増加させる）
要注意	イチョウ（☞ p.122）	脳内で重大な副作用が生じる.（ともに脳に影響を与えるため）
	カミツレ（☞ p.131）	薬剤作用↑・薬剤副作用↑（サプリは CYP3A4 で代謝される薬の代謝を抑制）

A. ハイリスク薬／9. 精神神経用薬

	ビタミンE （☞ p.167）	薬剤作用⬇（サプリはCYP3A4で代謝される薬の代謝を促進）

⑮気分安定薬

リーマス（炭酸リチウム）

要注意	オレガノ （☞ p.129）	リチウムの体内濃度が上昇（サプリは利尿作用を持ちリチウムの排泄を抑制）
	セイヨウトチノキ（種子）（☞ p.148） ハマビシ （☞ p.163）	リチウムの副作用（サプリは利尿作用を持ちリチウムの排泄を抑制）
	ウーロン茶 （☞ p.124） カカオ （☞ p.130） カフェイン （☞ p.131） ガラナ豆 （☞ p.132） 紅茶 （☞ p.141） コーヒー （☞ p.141） プーアール茶 （☞ p.169） マテ茶 （☞ p.179） リョクチャ （☞ p.185）	急にカフェインの摂取を止めるとリチウムの副作用が出やすくなる（カフェインはリチウムの排泄を促進）
	アメリカンエルダー （☞ p.120） イラクサ （☞ p.122） インドセンダン （☞ p.123） ウスベニタチアオイ （☞ p.125） ウバウルシ （☞ p.125） エゾウコギ （☞ p.126） キャットニップ （☞ p.135） サルサパリラ （☞ p.143） セイヨウタンポポ （☞ p.148） タマネギ （☞ p.152） ツクシ （☞ p.154） ドイツスズラン （☞ p.155） ノコギリソウ （☞ p.160） ペポカボチャ （☞ p.175） 菩提樹 （☞ p.176） レンゲ （☞ p.187）	体内のリチウム濃度が上昇し副作用発現（サプリは利尿作用を持ちリチウムの排泄を抑制）
	ケルセチン （☞ p.140）	薬剤作用⬆・薬剤副作用⬆（サプリはCYP3A4で代謝される薬の代謝を抑制）
	サイリウム （☞ p.143）	薬剤作用⬇（サプリの繊維は薬剤の吸収を阻害する）

2. ハイリスク薬とサプリメントの相互作用

73

⑯精神刺激薬

モディオダール（モダフィニル）		
避けること	セントジョーンズワート[2]（☞p.150）	薬剤作用⬇（サプリはCYP3A4で代謝される薬の代謝を促進）
要注意	アメリカンエルダー（☞p.120） 黄連（☞p.127） オレゴングレープ（☞p.130） カミツレ（☞p.131） セイヨウカノコソウ（☞p.147） 紅麹（☞p.174） ベルベリン（☞p.175）	薬剤作用⬆・薬剤副作用⬆（サプリはCYP3A4で代謝される薬の代謝を抑制）
	グッグル（☞p.137） ニンニク（☞p.160） ビタミンE（☞p.167）	薬剤作用⬇（サプリはCYP3A4で代謝される薬の代謝を促進）
	甘草（☞p.133）	何らかの影響が現れる（サプリはCYP3A4で代謝される薬の代謝に影響を与える）

⑰選択的ノルアドレナリン再取り込み阻害薬

ストラテラ（アトモキセチン塩酸塩）		
要注意	ザクロ（☞p.143） 朝鮮ニンジン（☞p.153） ブラックコホッシュ（☞p.172）	薬剤作用⬆・薬剤副作用⬆（サプリはCYP2D6で代謝される薬の代謝を抑制）

Column

●服薬指導で役に立つ！～パロキセチンとサプリメントの関係～

　うつ病やパニック障害，外傷後ストレス障害などの治療薬である選択的セロトニン再取り込み阻害薬のパロキセチン塩酸塩は，18歳未満の患者で，自殺念慮，自殺企図のリスクが増加するとの報告がある．本剤の投与にあたっては，常に慎重でなければならない．

　併用を避けたほうがよいサプリメント，医薬品，嗜好品などを紹介する．セントジョーンズワートには，パロキセチン塩酸塩と同様のセロトニン再取り込みの阻害作用があることから，併用により脳内セロトニンが増加してセロトニン症候群を引き起こす可能性がある．ドイツでは不眠症，精神不安に適用されているバレリアン（セイヨウカノコソウ）の併用摂取も避けたほうがよい．総合感冒薬や鎮咳薬のなかにはコデインリン酸塩を含むものがあり，パロキセチン塩酸塩服用時は，CYP2D6の阻害作用を持つためコデインからモルヒネへの代謝が抑制されて鎮咳作用が減弱する可能性がある．中枢神経系の抑制作用を有し眠気をもたらす抗ヒスタミン薬やコデイン，アルコールも併用を避ける．他にもNSAIDsとの併用で出血傾向が現れるので注意が必要である．

A. ハイリスク薬／10. 抗てんかん薬

10. 抗てんかん薬

①抗てんかん薬全般

要注意	グルタミン（☞ p.138）	薬剤作用⬇（薬剤とサプリがそれぞれ脳に作用する）
	セージ（☞ p.146） 麻黄（☞ p.178）	薬剤作用⬇（脳に対する作用が薬剤とサプリの間で拮抗する）
	リチウム（☞ p.184）	サプリ副作用⬆（薬剤とサプリがそれぞれ脳に異なる作用をする）

②バルビツール酸系薬

プリミドン（プリミドン）

要注意	モクレン（☞ p.181） ラベンダー（☞ p.184）	強度の眠気と中枢神経全体の抑制（同様の作用の相乗効果）
	スルフォラファン（☞ p.146） セイヨウタンポポ（☞ p.148） ペパーミント（☞ p.174）	薬剤作用⬆・薬剤副作用⬆（サプリはCYP1A2で代謝される薬の代謝を抑制）
	セレン（☞ p.149）	薬剤作用⬆・薬剤副作用⬆（詳細不明）
	ケール（☞ p.140） ナツメグ（☞ p.159） ブドウ（☞ p.171） メトキシル化フラボン（☞ p.180）	薬剤作用⬇（サプリはCYP1A2で代謝される薬の代謝を促進）
	葉酸（☞ p.182）	薬剤作用⬇（薬剤とサプリの作用が拮抗する）

フェノバール（フェノバルビタール）

避けること	セントジョーンズワート[2]（☞ p.150）	薬剤作用⬇（サプリは薬剤の代謝を促進）
要注意	ノコギリソウ（☞ p.160）	強い鎮静・眠気（同様の作用による相乗効果）
	イチョウ（☞ p.122） エキナセア（☞ p.126） エゾウコギ（☞ p.126） グレープフルーツ（☞ p.139） グレープフルーツ種子抽出物（☞ p.139） スルフォラファン（☞ p.146） セイヨウタンポポ（☞ p.148） フィーバーフュー（☞ p.169） ペパーミント（☞ p.174） ユーカリ（☞ p.182） レッドクローバー（☞ p.186）	薬剤作用⬆・薬剤副作用⬆（サプリはCYP1A2で代謝される薬の代謝を抑制）
	ナツメグ（☞ p.159） ビタミンB_6（☞ p.166）	薬剤作用⬇（サプリは薬剤の代謝を促進）

2. ハイリスク薬とサプリメントの相互作用

75

ケール（☞ p.140） ブドウ（☞ p.171） メトキシル化フラボン（☞ p.180）	薬剤作用⬇（サプリは CYP1A2 で代謝される薬の代謝を促進）
葉酸（☞ p.182）	薬剤作用⬇（サプリは薬剤の作用を抑制）

③ヒダントイン系薬

アレビアチン，ヒダントール（フェニトイン）

避けること	セントジョーンズワート [2]（☞ p.150） ワイン [43]（☞ p.188）	薬剤作用⬇（サプリは薬剤の代謝を促進）
要注意	エゾウコギ（☞ p.126） オオアザミ（☞ p.128） クコ（☞ p.136） グレープフルーツ（☞ p.139） グレープフルーツ種子抽出物（☞ p.139） ケルセチン（☞ p.140） フィーバーフュー（☞ p.169） ユーカリ（☞ p.182） レッドクローバー（☞ p.186）	薬剤作用⬆・薬剤副作用⬆（サプリは CYP2C9 で代謝される薬の代謝を抑制）
	シャクヤク（☞ p.145）	薬剤の作用が減弱（サプリは薬剤の吸収を抑制し，作用を抑制）
	ビタミン B6（☞ p.166） 葉酸（☞ p.182）	薬剤作用⬇（サプリは薬剤の代謝を促進）
	セントジョーンズワート（☞ p.150） 朝鮮五味子（☞ p.153） デビルズクロー（☞ p.155）	薬剤作用⬇（サプリは CYP2C9 で代謝される薬の代謝を促進）
	甘草（☞ p.133）	何らかの影響が現れる（サプリは CYP2C9 で代謝される薬の代謝に影響を与える）

ホストイン（ホスフェニトインナトリウム水和物）

避けること	セントジョーンズワート [2]（☞ p.150）	薬剤作用⬇（サプリは薬剤の代謝を促進）
要注意	エゾウコギ（☞ p.126） オオアザミ（☞ p.128） クコ（☞ p.136）	薬剤作用⬆・薬剤副作用⬆（サプリは CYP2C9 で代謝される薬の代謝を抑制）
	デビルズクロー（☞ p.155）	薬剤作用⬇（サプリは CYP2C9 で代謝される薬の代謝を促進）

76

A．ハイリスク薬／10．抗てんかん薬

④サクシミド系薬

ザロンチン，エピレオプチマル（エトスクシミド）

避けること	グレープフルーツ[7]（☞ p.139）グレープフルーツ種子抽出物[8]（☞ p.139）	薬剤作用⬆・薬剤副作用⬆（サプリはCYP3A4で代謝される薬の代謝を抑制）
	セントジョーンズワート[2]（☞ p.150）	薬剤作用⬇（サプリはCYP3A4で代謝される薬の代謝を促進）
要注意	DHEA（☞ p.115）アメリカンエルダー（☞ p.120）エキナセア（☞ p.126）黄連（☞ p.127）オレゴングレープ（☞ p.130）カミツレ（☞ p.131）キャッツクロー（☞ p.135）ケルセチン（☞ p.140）セイヨウカノコソウ（☞ p.147）朝鮮五味子（☞ p.153）デビルズクロー（☞ p.155）バーベリー（☞ p.161）フィーバーフュー（☞ p.169）紅麹（☞ p.174）ベルベリン（☞ p.175）ユーカリ（☞ p.182）ライム（☞ p.183）レッドクローバー（☞ p.186）	薬剤作用⬆・薬剤副作用⬆（サプリはCYP3A4で代謝される薬の代謝を抑制）
	イチョウ（☞ p.122）	薬剤作用⬆・薬剤副作用⬆（サプリはCYP3A4で代謝される薬の代謝に影響する）
	グッグル（☞ p.137）タンジン（☞ p.153）ニンニク（☞ p.160）ビタミンE（☞ p.167）	薬剤作用⬇（サプリはCYP3A4で代謝される薬の代謝を促進）
	甘草（☞ p.133）	何らかの影響が現れる（サプリはCYP3A4で代謝される薬の代謝に影響を与える）
	ボラージ（☞ p.177）	有害物質をより多く発生（サプリがCYP3A4で代謝されるときに有害物質発生）

⑤ベンゾジアゼピン系薬

リボトリール，ランドセン（クロナゼパム）

避けること	セイヨウカノコソウ[50]（☞ p.147）	強い鎮静・眠気（同様の作用による相乗効果）
要注意	ホップ（☞ p.177）	強度の眠気と中枢神経全体の抑制（同様の作用による相乗効果）

77

⑥イミノスチルペン系薬

テグレトール（カルバマゼピン）

避けること	グレープフルーツ[7]（☞ p.139） グレープフルーツ種子抽出物[8] （☞ p.139）	薬剤作用⬆・薬剤副作用⬆（サプリは薬剤の吸収を促進）
	セントジョーンズワート[2]（☞ p.150）	薬剤作用⬇（サプリは CYP3A4 で代謝される薬の代謝を促進）
要注意	DHEA（☞ p.115） アメリカンエルダー（☞ p.120） エキナセア（☞ p.126） 黄連（☞ p.127） オレゴングレープ（☞ p.130） カミツレ（☞ p.131） キャッツクロー（☞ p.135） ケルセチン（☞ p.140） セイヨウカノコソウ（☞ p.147） 朝鮮五味子（☞ p.153） デビルズクロー（☞ p.155） バーベリー（☞ p.161） フィーバーフュー（☞ p.169） 紅麹（☞ p.174） ベルベリン（☞ p.175） ユーカリ（☞ p.182） ライム（☞ p.183） レッドクローバー（☞ p.186）	薬剤作用⬆・薬剤副作用⬆（サプリは CYP3A4 で代謝される薬の代謝を抑制）
	イチョウ（☞ p.122）	薬剤作用⬆・薬剤副作用⬆（サプリは CYP3A4 で代謝される薬の代謝に影響する）
	サイリウム（☞ p.143）	薬剤作用⬇（サプリの繊維は薬剤の吸収を阻害する）
	グッグル（☞ p.137） タンジン（☞ p.153） ニンニク（☞ p.160） ビタミンE（☞ p.167）	薬剤作用⬇（サプリは CYP3A4 で代謝される薬の代謝を促進）
	甘草（☞ p.133）	何らかの影響が現れる（サプリは CYP3A4 で代謝される薬の代謝に影響を与える）
	ボラージ（☞ p.177）	有害物質をより多く発生（サプリが CYP3A4 で代謝されるときに有害物質発生）

⑦ベンズイソキサゾール系薬

エクセグラン（ゾニサミド）

避けること	グレープフルーツ[7]（☞ p.139） グレープフルーツ種子抽出物[8] （☞ p.139）	薬剤作用⬆・薬剤副作用⬆（サプリは CYP3A4 で代謝される薬の代謝を抑制）

A. ハイリスク薬／10. 抗てんかん薬

要注意	DHEA（☞ p.115） アメリカンエルダー（☞ p.120） エキナセア（☞ p.126） 黄連（☞ p.127） オレゴングレープ（☞ p.130） カミツレ（☞ p.131） キャッツクロー（☞ p.135） 朝鮮五味子（☞ p.153） デビルズクロー（☞ p.155） バーベリー（☞ p.161） フィーバーフュー（☞ p.169） 紅麹（☞ p.174） ベルベリン（☞ p.175） ユーカリ（☞ p.182） ライム（☞ p.183） レッドクローバー（☞ p.186）	薬剤作用↑・薬剤副作用↑（サプリは CYP3A4 で代謝される薬の代謝を抑制）
	イチョウ（☞ p.122）	薬剤作用↑・薬剤副作用↑（サプリは CYP3A4 で代謝される薬の代謝に影響する）
	グッグル（☞ p.137） タンジン（☞ p.153） ニンニク（☞ p.160）	薬剤作用↓（サプリは CYP3A4 で代謝される薬の代謝を促進）
	甘草（☞ p.133）	何らかの影響が現れる（サプリは CYP3A4 で代謝される薬の代謝に影響を与える）

⑧ Dravet 症候群治療薬

ディアコミット（スチリペントール）

避けること	カフェイン（☞ p.131）	薬剤作用↑・薬剤副作用↑（サプリは CYP1A2 で代謝される薬の代謝を抑制）
要注意	イチョウ（☞ p.122） エキナセア（☞ p.126） エゾウコギ（☞ p.126） グレープフルーツ（☞ p.139） グレープフルーツ種子抽出物（☞ p.139） スルフォラファン（☞ p.146） セイヨウタンポポ（☞ p.148） フィーバーフュー（☞ p.169） ペパーミント（☞ p.174） ユーカリ（☞ p.182） レッドクローバー（☞ p.186）	薬剤作用↑・薬剤副作用↑（サプリは CYP1A2 で代謝される薬の代謝を抑制）
	ケール（☞ p.140） セントジョーンズワート（☞ p.150） ナツメグ（☞ p.159） ブドウ（☞ p.171） メトキシル化フラボン（☞ p.180）	薬剤作用↓（サプリは CYP1A2 で代謝される薬の代謝を促進）

2. ハイリスク薬とサプリメントの相互作用

Column

●服薬指導で役に立つ！〜レストレスレッグス症候群とサプリメント〜

　長時間同じ姿勢でじっと座っているとき，また横になっているときに脚中がむずむずするような不快感が起こることがあり，このような症状をレストレスレッグス症候群（むずむず脚症候群）と呼ぶ．一般的に夕方から夜になると症状が強くなり，入眠が妨げられ，不眠の原因となる．原因として，脳内物質ドパミンの不足や，脳内の鉄分の欠乏などが考えられている．パーキンソン病治療薬のドパミン受容体作動薬（ドパミンアゴニスト）の一部が不快感軽減に効果を持つ．症状の改善にあたり，前述の薬剤との併用を避けたほうがよいサプリメントがある．セントジョーンズワートはセロトニン再取り込み阻害作用によって中枢でのドパミンの遊離を抑制し，症状を悪化させるおそれがあるので摂取しないほうがよい．また，日中の眠気防止のため，中枢神経抑制作用を有するOTC薬（抗ヒスタミン薬や睡眠改善薬，コデインリン酸塩など）やカフェインを多く含む食品や薬剤の服用には注意が必要．また，レストレスレッグス症候群には鉄の不足も関与していることから，鉄を含むサプリメントを摂取している場合がある．その際は自己判断での使用を控え，必ず医師・薬剤師に相談するように説明する．

A. ハイリスク薬／11. その他のハイリスク薬

11. その他のハイリスク薬

①輸液・栄養製剤

カリウム製剤全般		
要注意	カリウム （☞ p.132）	高カリウム血症（体内のカリウム量が過剰になる）

②冠拡張薬

ペルサンチン （ジピリダモール）		
要注意	カカオ （☞ p.130） ガラナ豆 （☞ p.132） 紅茶 （☞ p.141） コーヒー （☞ p.141） プーアール茶 （☞ p.169） マテ茶 （☞ p.179）	薬剤作用⬇（カフェインが薬剤の作用を弱める）
	ウーロン茶 （☞ p.124） カフェイン （☞ p.131） リョクチャ （☞ p.185）	薬剤作用⬇（薬剤の作用を弱める）

③テオフィリン薬

テオドール （テオフィリン）		
避けること	セントジョーンズワート[2] （☞ p.150）	薬剤作用⬇（サプリは CYP1A2 で代謝される薬剤の代謝を促進）
要注意	イチョウ （☞ p.122） エキナセア （☞ p.126） エゾウコギ （☞ p.126） グレープフルーツ （☞ p.139） グレープフルーツ種子抽出物 （☞ p.139） スルフォラファン （☞ p.146） セイヨウタンポポ （☞ p.148） フィーバーフュー （☞ p.169） ペパーミント （☞ p.174） ユーカリ （☞ p.182） レッドクローバー （☞ p.186）	薬剤作用⬆・薬剤副作用⬆（サプリは CYP1A2 で代謝される薬の代謝を抑制）
	唐辛子 （☞ p.156）	薬剤作用⬆・薬剤副作用⬆（サプリは薬剤の吸収を促進）

2. ハイリスク薬とサプリメントの相互作用

81

	ウーロン茶（☞ p.124） カカオ（☞ p.130） カフェイン（☞ p.131） ガラナ豆（☞ p.132） ケール（☞ p.140） 紅茶（☞ p.141） コーヒー（☞ p.141） ナツメグ（☞ p.159） プーアール茶（☞ p.169） ブドウ（☞ p.171） マテ茶（☞ p.179） メトキシル化フラボン（☞ p.180） リョクチャ（☞ p.185）	薬剤作用↑・薬剤副作用↑（サプリに含まれるカフェインは，薬剤と同様な作用による相乗効果を持つ．また，薬剤の排泄を抑制）

ネオフィリン，アプニション（アミノフィリン）

避けること	セントジョーンズワート[2]（☞ p.150）	薬剤作用↓（サプリは CYP1A2 で代謝される薬剤の代謝を促進）
要注意	イチョウ（☞ p.122） エキナセア（☞ p.126） エゾウコギ（☞ p.126） グレープフルーツ（☞ p.139） グレープフルーツ種子抽出物（☞ p.139） スルフォラファン（☞ p.146） セイヨウタンポポ（☞ p.148） フィーバーフュー（☞ p.169） ペパーミント（☞ p.174） ユーカリ（☞ p.182） レッドクローバー（☞ p.186）	薬剤作用↑・薬剤副作用↑（サプリは CYP1A2 で代謝される薬の代謝を抑制）
	ケール（☞ p.140） ナツメグ（☞ p.159） ブドウ（☞ p.171） メトキシル化フラボン（☞ p.180）	薬剤作用↓（サプリは CYP1A2 で代謝される薬の代謝を促進）

B ハイリスク薬ではないが，サプリメントとの相互作用が懸念される重要な薬剤

1. 抗リウマチ薬

①免疫調節薬

メタルカプターゼ（ペニシラミン）

避けること	亜鉛（☞ p.117）	薬剤作用⬇（サプリは薬剤の吸収を抑制）

2. 女性ホルモン製剤

①卵胞ホルモン（エストロゲン）薬全般

避けること	グッグル[51]（☞ p.137） グレープフルーツ[7]（☞ p.139） グレープフルーツ種子抽出物[8]（☞ p.139）	薬剤作用⬆・薬剤副作用⬆（薬剤の効果を強める）
要注意	アニス（☞ p.119） 亜麻の種子（☞ p.119） アルファルファ（☞ p.120） カミツレ（☞ p.131） 甘草（☞ p.133） グアガム（☞ p.136） 虎杖（☞ p.141） 大豆（☞ p.151） チェストベリー（☞ p.153） フェンネル（☞ p.170） レッドクローバー（☞ p.186）	薬剤作用⬇（薬剤の効果を弱める）
	ビタミンC（☞ p.166） ホウ素（☞ p.176）	薬剤作用⬆・薬剤副作用⬆（体内のエストロゲン量が過剰になる）
	ローズヒップ（☞ p.187）	薬剤作用⬆・薬剤副作用⬆（サプリに含まれるビタミンCが薬剤の吸収を増加させる）
	ウーロン茶（☞ p.124） カカオ（☞ p.130） ガラナ豆（☞ p.132） グリーンコーヒー（☞ p.137） 紅茶（☞ p.141） コーヒー（☞ p.141） プーアール茶（☞ p.169） マテ茶（☞ p.179） リョクチャ（☞ p.185）	カフェインの作用が増強し，頻脈，血圧上昇，神経過敏などを引き起こす（薬剤がサプリに含まれるカフェインの代謝を抑制）
	カルシウム（☞ p.132） ドロマイト（カルシウムを含む）（☞ p.157）	カルシウムの体内量が過剰となる（薬剤は体内のカルシウム量を増やす）

2. ハイリスク薬とサプリメントの相互作用

②経口避妊薬全般

避けること	セントジョーンズワート[2] (☞ p.150)	薬剤作用⬇（サプリが薬剤の代謝を促進）
要注意	アルファルファ (☞ p.120) カミツレ (☞ p.131) レッドクローバー (☞ p.186)	薬剤作用⬇（薬剤に含まれるエストロゲンと似た作用を示す）
	フェンネル (☞ p.170)	薬剤作用⬇（サプリと薬剤とが競合し，効果を弱める）
	ニンニク (☞ p.160)	薬剤作用⬇（サプリが薬剤の代謝を促進）
	チェストベリー (☞ p.153)	薬剤作用⬇（サプリが体内のホルモン量に影響を与え，薬剤の効果が弱まる）
	グッグル (☞ p.137)	薬剤作用⬆・薬剤副作用⬆（詳細不明）
	魚油 (☞ p.135)	サプリ作用⬇（薬剤がサプリの効果を弱める）
	メラトニン (☞ p.181)	サプリ作用⬆・サプリ副作用⬆（体内のメラトニン量が増加する）
	リョクチャ (☞ p.185)	カフェインの作用が増強し，頻脈，血圧上昇，神経過敏などを引き起こす（薬剤がサプリに含まれるカフェインの代謝を抑制）

Column

●大豆イソフラボンの女性ホルモン様作用

　大豆イソフラボンの構造式は女性ホルモンのエストロゲンとよく似ていることから，女性ホルモン様作用があるといわれる．しかし，大豆そのものに含まれる大豆イソフラボンは糖と結合した配糖体であり，吸収率が低い．サプリメントに含まれる大豆イソフラボンには，糖部分が外れたアグリコン型のものがあり，吸収率がよいとされる．

　しかし，吸収率が上がったことで効果とともに有害事象の発生について，より慎重な対応が必要になる．牧草のアルファルファから開発されたイプリフラボンという薬剤は大豆イソフラボンとよく似た構造を持つ．もともとは副作用の危険が低いと予想されていたが，市販後約1年を経過した時点で，いくつかの副作用が報告された．胃潰瘍，胃穿孔，出血性びらん性胃炎などである．これらの副作用はエストロゲンと共通するものがある．

　大豆イソフラボンでは，アグリコン型のものがサプリメントなどで効果の増強が強調されているが，それとともに女性ホルモン様作用が持つ副作用や胃粘膜障害の可能性も念頭に置かねばならない．薬剤師は成分の有効性，安全性を常に考慮し，患者に説明することが重要である．

B. ハイリスク薬ではないが，サプリメントとの相互作用が懸念される重要な薬剤／3. 骨粗鬆症治療薬

3. 骨粗鬆症治療薬

①ビスホスホネート製剤

要注意	カルシウム（☞ p.132） マグネシウム（☞ p.178）	薬剤作用⬇（ビスホスホネート製剤の吸収を妨げることがある．30分以上間隔をあけて摂取すること）

Column

●カルシウムとビスホスホネート製剤

　カルシウムは，ビスホスホネート系薬剤との同時摂取でその吸収を妨げる．ビスホスホネートは骨吸収抑制作用を有する骨粗鬆症治療薬であることから，血中のカルシウムが低下するためカルシウムの積極的摂取が必要であるが，いっしょに摂らないでくださいと相互作用を説明するとカルシウムを摂らないほうがよいと誤解されるので注意が必要である．逆にビタミンDを服用中のカルシウムの摂取は高カルシウム血症に対する注意が必要となる．

　［この事例から知っておくべきこと］
　○骨粗鬆症患者のカルシウム摂取に関しては，服用中の薬剤によって対応が異なる．
　○ビスホスホネート系薬剤を服用中は同時摂取を避ける．しかし，時間をずらして積極的にカルシウムを摂取しないと低カルシウム血症が問題となる．
　○ビタミンD服用中は，カルシウムの摂取は医師の判断で対応する．併用は，高カルシウム血症が問題となることも多い．

4. 降圧薬

①サイアザイド利尿薬

ヒドロクロロチアジド		
要注意	インドジャボク（☞ p.123） 垣根芥子（☞ p.130） セイヨウダイコンソウ（☞ p.147） 大黄（☞ p.150） ドイツスズラン（☞ p.155）	低カリウム血症（サプリは心臓に影響を与え，薬剤は体内のカリウム濃度を下げる）
	エチレンジアミン四酢酸（☞ p.126） 甘草（☞ p.133） リンゴ酢（☞ p.186）	低カリウム血症（サプリと薬剤はともに体内のカリウム濃度を下げる）
	アロエベラ（☞ p.121） カスカラ（☞ p.130） センナ（☞ p.150） バターナット（☞ p.161） マンナ（☞ p.179） ヨーロピアンバックソーン（☞ p.183）	低カリウム血症（サプリの緩下作用と，薬剤の利尿作用によりともに体内のカリウム濃度を下げる）
	コーンシルク（☞ p.141）	低カリウム血症（サプリにも利尿作用がある）
	パセリ（☞ p.161） ラビジ（☞ p.183）	脱水，低血圧，めまい（ともに体内の水分量を下げる）
	カルシウム（☞ p.132） ドロマイト（☞ p.157） パンガミン酸（☞ p.164） ビタミンD（☞ p.167）	腎障害（サプリにはカルシウムが含まれている，薬剤は体内のカルシウムの量を増やす）
	リチウム（☞ p.184）	リチウム副作用⬆（体内のリチウム量が増加する）

5. 狭心症治療薬

①硝酸薬

ニトログリセリン		
要注意	L-アルギニン（☞ p.116）	めまい，立ちくらみ（サプリは血流を増大させる）

B. ハイリスク薬ではないが，サプリメントとの相互作用が懸念される重要な薬剤／5. 狭心症治療薬

Column

●服薬指導で役に立つ！〜ガイドラインに掲載されているサプリメント〜

　診療ガイドラインは，各疾患の専門家たちの合意によるものであり，臨床に携わる者にとって大切な指針である．そのガイドラインには薬剤だけでなくサプリメントも有効性，推奨度，根拠などが掲載されている．サプリメントには以下のような例がある．

　『慢性頭痛診療ガイドライン2013』ではフィーバーフュー（☞p.169参照），マグネシウム（☞p.178参照），ビタミンB_2はある程度の片頭痛予防効果があり，推奨度を示すグレードはBとされている．

　『糖尿病診療ガイドライン2016』では食物繊維に富んだ野菜を先に食べることにより，食後血糖の上昇が抑制され，HbA1Cが低下した報告があり，食物繊維が血糖コントロールに有用であることを示している．

　『加齢黄斑変性の治療指針』では前駆病変，萎縮型加齢黄斑変性に対しては，「経過観察，ライフスタイルと食生活の改善，AREDSに基づくサプリメント摂取」と記述され，AREDSに基づくビタミンC（☞p.166参照），ビタミンE（☞p.167参照），亜鉛（☞p.117参照）が紹介されている．なお，現在ではAREDS2の試験から，ルテインやゼアキサンチンも推奨されている．亜鉛には銅の併用が必要とされている．

　上述のように，診療ガイドラインに掲載されているサプリメントを把握することは，服薬指導において重要である．

Column

●服薬指導で役に立つ！〜低カリウム血症と注意すべきサプリメント〜

　低カリウム血症は脱力感，筋力低下，痙攣，こむら返り，筋肉痛，重症になると四肢麻痺や不整脈を引き起こす．利尿薬の副作用としてよく知られている症状だが，サプリメントの摂取により生じることがある．低カリウム血症を主症状とする偽アルドステロン症は甘草やグリチルリチンを含む食品，サプリメント，漢方薬，風邪薬などで引き起こされる．医薬品医療機器総合機構が「重篤副作用疾患別対応マニュアル」にて注意を呼び掛けている「偽アルドステロン症」では，少量の甘草やグリチルリチン酸の摂取であっても発症することがあるので，注意が必要．

　なお，グリチルリチンは砂糖の約250倍の強い甘味を持つことから，甘草は漬物，佃煮，調味料（みそ，しょうゆ，ソースなど），魚介類加工品（塩辛，とろろ昆布など）をはじめとする様々な食品にも添加物（甘味料）として使用されている．甘草を含む製剤を服用している患者に対しては，サプリメントや食品などとの重複により過剰摂取となる可能性について注意を促し，血圧の上昇や浮腫がみられた場合には，すぐに医師や薬剤師に相談するように勧めることが大切である．

6. 心不全治療薬

①カテコラミン

アデール（コルホルシンダロパート塩酸塩）		
避けること	グレープフルーツ[7]（☞ p.139） グレープフルーツ種子抽出物[8]（☞ p.139）	薬剤作用↑・薬剤副作用↑（サプリは CYP3A4 で代謝される薬の代謝を抑制）
	セントジョーンズワート[2]（☞ p.150）	薬剤作用↓（サプリは CYP3A4 で代謝される薬の代謝を促進）
要注意	DHEA（☞ p.115） アメリカンエルダー（☞ p.120） エキナセア（☞ p.126） 黄連（☞ p.127） オレゴングレープ（☞ p.130） カミツレ（☞ p.131） キャッツクロー（☞ p.135） ケルセチン（☞ p.140） 朝鮮五味子（☞ p.153） デビルズクロー（☞ p.155） バーベリー（☞ p.161） フィーバーフュー（☞ p.169） 紅麹（☞ p.174） ベルベリン（☞ p.175） ユーカリ（☞ p.182） ライム（☞ p.183） レッドクローバー（☞ p.186）	薬剤作用↑・薬剤副作用↑（サプリは CYP3A4 で代謝される薬の代謝を抑制）
	グッグル（☞ p.137） タンジン（☞ p.153） ニンニク（☞ p.160）	薬剤作用↓（サプリは CYP3A4 で代謝される薬の代謝を促進）
	イチョウ（☞ p.122）	薬剤作用↑・薬剤副作用↑（サプリは CYP3A4 で代謝される薬の代謝に影響する）
	甘草（☞ p.133）	何らかの影響が現れる（サプリは CYP3A4 で代謝される薬の代謝に影響を与える）
	ボラージ（☞ p.177）	有害物質をより多く発生（サプリが CYP3A4 で代謝されるときに有害物質発生）

B．ハイリスク薬ではないが，サプリメントとの相互作用が懸念される重要な薬剤／7．利尿薬

7. 利尿薬

①ループ利尿薬

ラシックス，オイテンシン（フロセミド）		
要注意	インドジャボク（☞ p.123） 垣根芥子（☞ p.130） セイヨウダイコンソウ（☞ p.147） 大黄（☞ p.150） ドイツスズラン（☞ p.155）	低カリウム血症（サプリは心臓に影響を与え，薬剤は体内のカリウム濃度を下げる）
	エチレンジアミン四酢酸（☞ p.126） 甘草（☞ p.133） リンゴ酢（☞ p.186）	低カリウム血症（サプリと薬剤はともに体内のカリウム濃度を下げる）
	アロエベラ（☞ p.121） カスカラ（☞ p.130） センナ（☞ p.150） バターナット（☞ p.161） マンナ（☞ p.179） ヨーロピアンバックソーン（☞ p.183）	低カリウム血症（サプリの緩下作用と，薬剤の利尿作用によりともに体内のカリウム濃度を下げる）
	コーンシルク（☞ p.141）	低カリウム血症（サプリにも利尿作用がある）
	パセリ（☞ p.161） ラビジ（☞ p.183）	脱水，低血圧，めまい（ともに体内の水分量を下げる）
	リチウム（☞ p.184）	リチウム副作用↑（体内のリチウム量が増加する）

②カリウム保持性利尿薬

アルダクトンA（スピロノラクトン）		
要注意	カリウム（☞ p.132） コンブ（☞ p.142）	高カリウム血症（サプリと薬剤はともに体内のカリウム濃度上昇）
	ドロマイト（☞ p.157） マグネシウム（☞ p.178）	体内のマグネシウム量が過剰となる．（サプリにはマグネシウムが含まれている，薬剤は体内のマグネシウムの量を増やす）

③バソプレシン拮抗薬

サムスカ（トルバプタン）		
避けること	グレープフルーツ[7]（☞ p.139） グレープフルーツ種子抽出物[8]（☞ p.139）	薬剤作用↑・薬剤副作用↑（サプリはCYP3A4で代謝される薬の代謝を抑制）
	カリウム（☞ p.132）	高カリウム血症（サプリと薬剤はともに体内のカリウム濃度上昇）
	セントジョーンズワート[2]（☞ p.150）	薬剤作用↓（サプリはCYP3A4で代謝される薬の代謝を促進）

89

要注意	DHEA (☞ p.115) アメリカンエルダー (☞ p.120) エキナセア (☞ p.126) 黄連 (☞ p.127) オレゴングレープ (☞ p.130) カミツレ (☞ p.131) キャッツクロー (☞ p.135) ケルセチン (☞ p.140) セイヨウカノコソウ (☞ p.147) 朝鮮五味子 (☞ p.153) デビルズクロー (☞ p.155) バーベリー (☞ p.161) フィーバーフュー (☞ p.169) 紅麹 (☞ p.174) ベルベリン (☞ p.175) ユーカリ (☞ p.182) ライム (☞ p.183) レッドクローバー (☞ p.186)	薬剤作用↑・薬剤副作用↑（サプリは CYP3A4 で代謝される薬の代謝を抑制）
	グッグル (☞ p.137) タンジン (☞ p.153) ニンニク (☞ p.160) ビタミン E (☞ p.167)	薬剤作用↓（サプリは CYP3A4 で代謝される薬の代謝を促進）
	イチョウ (☞ p.122)	薬剤作用↑・薬剤副作用↑（サプリは CYP3A4 で代謝される薬の代謝に影響する）
	甘草 (☞ p.133)	何らかの影響が現れる（サプリは CYP3A4 で代謝される薬の代謝に影響を与える）
	ボラージ (☞ p.177)	有害物質をより多く発生（サプリが CYP3A4 で代謝されるときに有害物質発生）

B. ハイリスク薬ではないが，サプリメントとの相互作用が懸念される重要な薬剤／8. 抗不安薬・睡眠薬

8. 抗不安薬・睡眠薬

①抗不安薬・睡眠薬全般

避けること	アシュワガンダ（☞ p.118） イラクサ（☞ p.122） エゾウコギ（☞ p.126） エリキャンペーン（☞ p.127） カミツレ（☞ p.131） カレンジュラ（☞ p.133） キャットニップ（☞ p.135） ゲッケイジュ（☞ p.140） セイヨウカノコソウ[37]（☞ p.147） セージ（☞ p.146） トリプトファン[38]（☞ p.157） ナズナ（☞ p.158） パッションフラワー（☞ p.162） ハナビシソウ（☞ p.163） ホップ（☞ p.177） マーシュティー[52]（☞ p.177） マザーワート[40]（☞ p.179） メラトニン[41]（☞ p.181） メリッサ（☞ p.181） モクレン（☞ p.181） ラベンダー（☞ p.184） ワイルドレタス[42]（☞ p.187） ワイン[43]（☞ p.188）	過度の鎮静・眠気と中枢神経全般の抑制（薬剤とサプリの同様の作用の相乗効果）
	フィーバーフュー（☞ p.169）	薬剤作用↑・薬剤副作用↑（サプリはCYP2D6またはCYP3A4で代謝される薬の代謝を抑制）
	月見草油（☞ p.154）	痙攣を起こす（詳細不明）

2. ハイリスク薬とサプリメントの相互作用

91

②ベンゾジアゼピン系抗不安薬

デパス（エチゾラム）

避けること	グレープフルーツ[7]（☞ p.139）	薬剤作用 ↑・薬剤副作用 ↑（サプリは CYP2C9 で代謝される薬の代謝を抑制）
要注意	アメリカンエルダー（☞ p.120） イチョウ（☞ p.122） エキナセア（☞ p.126） エゾウコギ（☞ p.126） 黄連（☞ p.127） オオアザミ（☞ p.128） クコ（☞ p.136） グレープフルーツ種子抽出物（☞ p.139） ケルセチン（☞ p.140） フィーバーフュー（☞ p.169） ユーカリ（☞ p.182） レッドクローバー（☞ p.186）	薬剤作用 ↑・薬剤副作用 ↑（サプリは CYP2C9 で代謝される薬の代謝を抑制）
	セントジョーンズワート（☞ p.150） 朝鮮五味子（☞ p.153） デビルズクロー（☞ p.155）	薬剤作用 ↓（サプリは CYP2C9 で代謝される薬の代謝を促進）

Column

●服薬指導で役に立つ！〜エチゾラムとの併用で注意すべきサプリメント〜

　エチゾラム（商品名：デパス）は最も普及している抗不安薬・睡眠薬のひとつであるため，服薬指導において併用を避けるべきサプリメントを知ることは重要である．セントジョーンズワート（☞ p.150），ガラナ豆（☞ p.132），セイヨウカノコソウ（☞ p.147）などがあげられる．エチゾラムとの併用を避けたほうがよい理由は次のA〜Cに大きく3つに分類される．[A] 同様の作用を有するために，併用により作用・副作用が過剰に現れるおそれがある．[B] 反対の作用を有するために，併用により本来の作用が減弱してしまうおそれがある．[C] 薬剤の代謝を亢進させるものでは作用が減弱し，代謝を抑制するものでは作用が増強されるおそれがある．以下にそれぞれの解説を示す．

　[A] 抑うつ症状の改善が期待できるとされるセントジョーンズワートや，鎮静作用を有するとされるバレリアン（セイヨウカノコソウ），中枢神経抑制作用があるアルコールはエチゾラムと同様の作用があるため，エチゾラムの効果が増強され，必要以上に作用が現れるおそれがある．

　[B] ガラナのように中枢刺激作用があるカフェインを大量に含むサプリメントや喫煙によるニコチンの摂取では，エチゾラムと反対の作用があるため，エチゾラムの効果を減弱させ，睡眠障害や不安感を増悪させるおそれがある．

　[C] エチゾラムの代謝は主としてCYP3A4による．SJWが持つCYP3A4誘導作用による代謝促進によって，作用が減弱するおそれがある．

B. ハイリスク薬ではないが，サプリメントとの相互作用が懸念される重要な薬剤／8. 抗不安薬・睡眠薬

コンスタン，ソラナックス（アルプラゾラム）

避けること	グレープフルーツ[7]（☞ p.139） グレープフルーツ種子抽出物[8] （☞ p.139）	薬剤作用↑・薬剤副作用↑（サプリは CYP3A4 で代謝される薬の代謝を抑制）
	セントジョーンズワート[9]（☞ p.150）	サプリがポンプの活性を高めて薬剤の排泄を促進．薬剤作用↓（サプリは CYP3A4 で代謝される薬の代謝を促進．P 糖蛋白ポンプで排出される医薬品）
要注意	DHEA（☞ p.115） アメリカンエルダー（☞ p.120） イチョウ（☞ p.122） エキナセア（☞ p.126） 黄連（☞ p.127） オレゴングレープ（☞ p.130） カミツレ（☞ p.131） キャッツクロー（☞ p.135） ケルセチン（☞ p.140） 朝鮮五味子（☞ p.153） デビルズクロー（☞ p.155） バーベリー（☞ p.161） フィーバーフュー（☞ p.169） 紅麹（☞ p.174） ベルベリン（☞ p.175） ユーカリ（☞ p.182） ライム（☞ p.183） レッドクローバー（☞ p.186）	薬剤作用↑・薬剤副作用↑（サプリは CYP3A4 で代謝される薬の代謝を抑制）
	グッグル（☞ p.137） タンジン（☞ p.153） ニンニク（☞ p.160） ビタミン E（☞ p.167）	薬剤作用↓（サプリは CYP3A4 で代謝される薬の代謝を促進）
	甘草（☞ p.133）	何らかの影響が現れる（サプリは CYP3A4 で代謝される薬の代謝に影響を与える）
	ボラージ（☞ p.177）	有害物質をより多く発生（サプリが CYP3A4 で代謝されるときに有害物質発生）

ワイパックス（ロラゼバム）

要注意	ホップ（☞ p.177）	強度の眠気と中枢神経全体の抑制（薬剤とサプリの同様の作用の相乗効果）

セルシン，ホリゾン（ジアゼバム）

避けること	グレープフルーツ[7]（☞ p.139）	薬剤作用↑・薬剤副作用↑（サプリは薬剤の代謝を抑制）

93

メイラックス（ロフラゼプ酸エチル）		
避けること	セイヨウカノコソウ[37]（☞ p.147）	薬剤作用⬆・薬剤副作用⬆（サプリは CYP3A4 で代謝される薬の代謝を抑制）
	セントジョーンズワート[2]（☞ p.150）	薬剤作用⬇（サプリは CYP3A4 で代謝される薬の代謝を促進）
要注意	アメリカンエルダー（☞ p.120） 黄連（☞ p.127） オレゴングレープ（☞ p.130） カミツレ（☞ p.131） 紅麹（☞ p.174） ベルベリン（☞ p.175）	薬剤作用⬆・薬剤副作用⬆（サプリは CYP3A4 で代謝される薬の代謝を抑制）
	グッグル（☞ p.137） ニンニク（☞ p.160） ビタミン E（☞ p.167）	薬剤作用⬇（サプリは CYP3A4 で代謝される薬の代謝を促進）
	甘草（☞ p.133）	何らかの影響が現れる（サプリは CYP3A4 で代謝される薬の代謝に影響を与える）

③セロトニン 1A 部分作動薬

セディール（タンドスピロンクエン酸塩）		
避けること	セイヨウカノコソウ[37]（☞ p.147）	薬剤作用⬆・薬剤副作用⬆（サプリは CYP3A4 で代謝される薬の代謝を抑制）
	セントジョーンズワート[9]（☞ p.150）	薬剤作用⬇（サプリは CYP3A4 で代謝される薬の代謝を促進）
要注意	アメリカンエルダー（☞ p.120） 黄連（☞ p.127） オレゴングレープ（☞ p.130） カミツレ（☞ p.131） 紅麹（☞ p.174） ベルベリン（☞ p.175）	薬剤作用⬆・薬剤副作用⬆（サプリは CYP3A4 で代謝される薬の代謝を抑制）
	グッグル（☞ p.137） ニンニク（☞ p.160） ビタミン E（☞ p.167）	薬剤作用⬇（サプリは CYP3A4 で代謝される薬の代謝を促進）
	甘草（☞ p.133）	何らかの影響が現れる（サプリは CYP3A4 で代謝される薬の代謝に影響を与える）

④バルビツール酸系睡眠薬

イソミタール（アモバルビタール）		
避けること	グレープフルーツ[7]（☞ p.139） グレープフルーツ種子抽出物[8]（☞ p.139）	薬剤作用⬆・薬剤副作用⬆（サプリは CYP3A4 で代謝される薬の代謝を抑制）

B. ハイリスク薬ではないが，サプリメントとの相互作用が懸念される重要な薬剤／8. 抗不安薬・睡眠薬

| 要注意 | DHEA（☞ p.115）
エキナセア（☞ p.126）
キャッツクロー（☞ p.135）
ケルセチン（☞ p.140）
朝鮮五味子（☞ p.153）
バーベリー（☞ p.161）
フィーバーフュー（☞ p.169）
ユーカリ（☞ p.182）
ライム（☞ p.183） | 薬剤作用↑・薬剤副作用↑（サプリは CYP3A4 で代謝される薬の代謝を抑制） |
| | タンジン（☞ p.153） | 薬剤作用↓（サプリは CYP3A4 で代謝される薬の代謝を抑制） |

ラボナ（ペントバルビタールカルシウム）

| 要注意 | ウーロン茶（☞ p.124）
カフェイン（☞ p.131）
ガラナ豆（☞ p.132）
紅茶（☞ p.141）
コーヒー（☞ p.141）
プーアール茶（☞ p.169）
マテ茶（☞ p.179）
リョクチャ（☞ p.185） | 薬剤作用↓（サプリに含まれるカフェインの作用が薬剤の作用と拮抗する） |
| | ホーリーバジル（☞ p.176） | 強い鎮静・眠気と中枢神経全般の抑制（薬剤とサプリの同様の作用の相乗効果） |

ハルシオン（トリアゾラム）

避けること	ワイン[43]（☞ p.188）	強度の眠気と中枢神経全体の抑制（薬剤とサプリの同様の作用の相乗効果）
	グレープフルーツ[7]（☞ p.139） グレープフルーツ種子抽出物[8]（☞ p.139）	薬剤作用↑・薬剤副作用↑（サプリは CYP3A4 で代謝される薬の代謝を抑制）
	セントジョーンズワート[2]（☞ p.150）	薬剤作用↓（サプリは CYP3A4 で代謝される薬の代謝を促進）
要注意	アシュワガンダ（☞ p.118） カミツレ（☞ p.131） ハナビシソウ（☞ p.163） メラトニン（☞ p.181） モクレン（☞ p.181）	強度の眠気と中枢神経全体の抑制（薬剤とサプリの同様の作用の相乗効果）

2. ハイリスク薬とサプリメントの相互作用

DHEA（☞ p.115） アメリカンエルダー（☞ p.120） エキナセア（☞ p.126） 黄連（☞ p.127） オレゴングレープ（☞ p.130） カミツレ（☞ p.131） キャッツクロー（☞ p.135） ケルセチン（☞ p.140） 朝鮮五味子（☞ p.153） デビルズクロー（☞ p.155） バーベリー（☞ p.161） フィーバーフュー（☞ p.169） 紅麹（☞ p.174） ベルベリン（☞ p.175） ユーカリ（☞ p.182） ライム（☞ p.183） レッドクローバー（☞ p.186）	薬剤作用⬆・薬剤副作用⬆（サプリは CYP3A4 で代謝される薬の代謝を抑制）
トリプトファン（☞ p.157）	薬剤作用⬆・薬剤副作用⬆（薬剤とサプリの同様の作用の相乗効果）
イチョウ（☞ p.122）	薬剤作用⬆・薬剤副作用⬆（サプリは CYP3A4 で代謝される薬の代謝に影響する）
グッグル（☞ p.137） タンジン（☞ p.153） ニンニク（☞ p.160） ビタミンE（☞ p.167）	薬剤作用⬇（サプリは CYP3A4 で代謝される薬の代謝を促進）
甘草（☞ p.133）	何らかの影響が現れる（サプリは CYP3A4 で代謝される薬の代謝に影響を与える）
ボラージ（☞ p.177）	有害物質をより多く発生（サプリが CYP3A4 で代謝されるときに有害物質発生）

レンドルミン（ブロチゾラム）

避けること	ワイン[43]（☞ p.188）	強度の眠気と中枢神経全体の抑制（同様の作用の相乗効果）
	セイヨウカノコソウ[37]（☞ p.147）	薬剤作用⬆・薬剤副作用⬆（サプリは CYP3A4 で代謝される薬の代謝を抑制）
	セントジョーンズワート[2]（☞ p.150）	薬剤作用⬇（サプリは CYP3A4 で代謝される薬の代謝を促進）
要注意	アシュワガンダ（☞ p.118） カミツレ（☞ p.131） ハナビシソウ（☞ p.163） メラトニン（☞ p.181） モクレン（☞ p.181）	強度の眠気と中枢神経全体の抑制（薬剤とサプリの同様の作用の相乗効果）

B. ハイリスク薬ではないが，サプリメントとの相互作用が懸念される重要な薬剤／8. 抗不安薬・睡眠薬

	アメリカンエルダー (☞ p.120) 黄連 (☞ p.127) オレゴングレープ (☞ p.130) カミツレ (☞ p.131) 紅麹 (☞ p.174) ベルベリン (☞ p.175)	薬剤作用↑・薬剤副作用↑（サプリは CYP3A4 で代謝される薬の代謝を抑制）
	トリプトファン (☞ p.157)	薬剤作用↑・薬剤副作用↑（薬剤とサプリの同様の作用の相乗効果）
	グッグル (☞ p.137) ニンニク (☞ p.160) ビタミン E (☞ p.167)	薬剤作用↓（サプリは CYP3A4 で代謝される薬の代謝を促進）
	甘草 (☞ p.133)	何らかの影響が現れる（サプリは CYP3A4 で代謝される薬の代謝に影響を与える）

ドラール（クアゼパム）

避けること	グレープフルーツ [7] (☞ p.139)	薬剤作用↑・薬剤副作用↑（サプリは CYP2C9 で代謝される薬の代謝を抑制）
要注意	エゾウコギ (☞ p.126) オオアザミ (☞ p.128) クコ (☞ p.136) グレープフルーツ種子抽出物 (☞ p.139) ケルセチン (☞ p.140) フィーバーフュー (☞ p.169) ユーカリ (☞ p.182) レッドクローバー (☞ p.186)	薬剤作用↑・薬剤副作用↑（サプリは CYP2C9 で代謝される薬の代謝を抑制）
	セントジョーンズワート (☞ p.150) 朝鮮五味子 (☞ p.153) デビルズクロー (☞ p.155)	薬剤作用↓（サプリは CYP2C9 で代謝される薬の代謝を促進）

⑤非ベンゾジアゼピン系睡眠薬

マイスリー（ゾルピデム酒石酸塩）

避けること	セントジョーンズワート [2] (☞ p.150)	薬剤作用↓（サプリは CYP3A4 で代謝される薬の代謝を促進）
要注意	アメリカンエルダー (☞ p.120) 黄連 (☞ p.127) オレゴングレープ (☞ p.130) カミツレ (☞ p.131) セイヨウカノコソウ (☞ p.147) 紅麹 (☞ p.174) ベルベリン (☞ p.175)	薬剤作用↑・薬剤副作用↑（サプリは CYP3A4 で代謝される薬の代謝を抑制）
	グッグル (☞ p.137) ニンニク (☞ p.160) ビタミン E (☞ p.167)	薬剤作用↓（サプリは CYP3A4 で代謝される薬の代謝を促進）

2. ハイリスク薬とサプリメントの相互作用

	ホップ（☞ p.177）	強度の眠気と中枢神経全体の抑制（薬剤とサプリの同様の作用の相乗効果）
	甘草（☞ p.133）	何らかの影響が現れる（サプリは CYP3A4 で代謝される薬の代謝に影響を与える）

アモバン（ゾピクロン）

避けること	セイヨウカノコソウ[37]（☞ p.147）	薬剤作用⬆・薬剤副作用⬆（サプリは CYP3A4 で代謝される薬の代謝を抑制）
	セントジョーンズワート[2]（☞ p.150）	薬剤作用⬇（サプリは CYP3A4 で代謝される薬の代謝を促進）
要注意	アメリカンエルダー（☞ p.120） 黄連（☞ p.127） オレゴングレープ（☞ p.130） カミツレ（☞ p.131） 紅麹（☞ p.174） ベルベリン（☞ p.175）	薬剤作用⬆・薬剤副作用⬆（サプリは CYP3A4 で代謝される薬の代謝を抑制）
	グッグル（☞ p.137） ニンニク（☞ p.160） ビタミン E（☞ p.167）	薬剤作用⬇（サプリは CYP3A4 で代謝される薬の代謝を促進）
	甘草（☞ p.133）	何らかの影響が現れる（サプリは CYP3A4 で代謝される薬の代謝に影響を与える）

ルネスタ（エスゾピクロン）

避けること	セントジョーンズワート[2]（☞ p.150）	サプリがポンプの活性を高めて薬剤の排泄を促進．薬剤作用⬇（サプリは CYP3A4 で代謝される薬の代謝を促進．P 糖蛋白ポンプで排出される医薬品）
要注意	アメリカンエルダー（☞ p.120） 黄連（☞ p.127） オレゴングレープ（☞ p.130） カミツレ（☞ p.131） セイヨウカノコソウ（☞ p.147） 紅麹（☞ p.174） ベルベリン（☞ p.175）	薬剤作用⬆・薬剤副作用⬆（サプリは CYP3A4 で代謝される薬の代謝を抑制）
	グッグル（☞ p.137） ニンニク（☞ p.160） ビタミン E（☞ p.167）	薬剤作用⬇（サプリは CYP3A4 で代謝される薬の代謝を促進）
	甘草（☞ p.133）	何らかの影響が現れる（サプリは CYP3A4 で代謝される薬の代謝に影響を与える）

⑥その他

エスクレ（抱水クロラール）

要注意	ラベンダー（☞ p.184）	強度の眠気と中枢神経全体の抑制（薬剤とサプリの同様の作用による相乗効果）

B．ハイリスク薬ではないが，サプリメントとの相互作用が懸念される重要な薬剤／9．パーキンソン病治療薬

9. パーキンソン病治療薬

①ドパミン作動薬

要注意	チェストベリー（☞ p.153）ブラックホアハウンド（☞ p.172）	薬剤作用⬆・薬剤副作用⬆（薬剤とサプリの同様の作用による相乗効果）

②レボドパ含有製剤

ドパストン，ドパゾール（レボドパ）		
避けること	ホエイプロテイン[53]（☞ p.176）	薬剤作用⬇（サプリは薬剤の吸収を阻害する）
	フェニルアラニン[54]（☞ p.170）	薬剤作用⬇（サプリは薬剤の効果を弱める）
要注意	チロシン（☞ p.154）鉄（☞ p.155）分岐鎖アミノ酸（☞ p.173）	薬剤作用⬇（サプリは薬剤の吸収を阻害する）
	S-アデノシルメチオニン（☞ p.116）	薬剤作用⬇（サプリが薬剤を変化させる）
	インドジャボク（☞ p.123）	薬剤作用⬇（詳細不明）
	オクタコサノール（☞ p.129）	パーキンソン病の症状悪化（詳細不明）

③モノアミン酸化酵素（MAO-B）阻害薬

エフピー（セレギリン塩酸塩）		
避けること	S-アデノシルメチオニン[55]（☞ p.116）トリプトファン[56]（☞ p.157）リチウム[48]（☞ p.184）	セロトニン症候群（薬剤とサプリの同様の作用による相乗効果）
	大豆[57]（☞ p.151）ワイン[43]（☞ p.188）	血圧が異常に上昇（薬剤はサプリ内のチラミンの代謝を抑制）
	マザーワート[40]（☞ p.179）メラトニン[41]（☞ p.181）	強度の眠気と中枢神経全体の抑制（薬剤とサプリの同様の作用による相乗効果）
	カウヘイジ[58]（☞ p.130）	頻脈，血圧上昇，神経過敏など（薬剤とサプリの同様の作用による相乗効果）
要注意	キャットニップ（☞ p.135）ゲッケイジュ（☞ p.140）ナズナ（☞ p.158）パッションフラワー（☞ p.162）ハナビシソウ（☞ p.163）メリッサ（☞ p.181）	強度の眠気と中枢神経全体の抑制（薬剤とサプリの同様の作用による相乗効果）
	セレウス（☞ p.149）フェニルアラニン（☞ p.170）	血圧が異常に上昇（薬剤はサプリ内のチラミンの代謝を抑制）
	アメリカジンセン（☞ p.120）朝鮮ニンジン（☞ p.153）	過度の興奮，不安，頭痛（薬剤とサプリの同様の作用による相乗効果）

99

ウーロン茶 （☞ p.124） カカオ （☞ p.130） カフェイン （☞ p.131） ガラナ豆 （☞ p.132） 紅茶 （☞ p.141） コーヒー （☞ p.141） プーアール茶 （☞ p.169） マテ茶 （☞ p.179） リョクチャ （☞ p.185）	頻脈，血圧上昇，神経過敏（サプリに含まれるカフェインと薬剤の同様の作用による相乗効果）
麻黄 （☞ p.178）	頻脈，血圧上昇，神経過敏（薬剤とサプリの同様の作用による相乗効果）
イチョウ （☞ p.122） ザクロ （☞ p.143） フィーバーフュー （☞ p.169） ブラックコホッシュ （☞ p.172）	薬剤作用↑・薬剤副作用↑（サプリはCYP2D6で代謝される薬の代謝を抑制）
インドジャボク （☞ p.123）	薬剤作用↑・薬剤副作用↑（詳細不明）
セントジョーンズワート （☞ p.150）	セロトニン症候群（同様の作用の相乗効果）

④ドパミン受容体刺激薬

カバサール （カベルゴリン）

避けること	セントジョーンズワート [9] （☞ p.150）	薬剤作用↓（サプリはCYP3A4で代謝される薬の代謝を促進）
要注意	アメリカンエルダー （☞ p.120） 黄連 （☞ p.127） オレゴングレープ （☞ p.130） カミツレ （☞ p.131） セイヨウカノコソウ （☞ p.147） 紅麹 （☞ p.174） ベルベリン （☞ p.175）	薬剤作用↑・薬剤副作用↑（サプリはCYP3A4で代謝される薬の代謝を抑制）
	グッグル （☞ p.137） ニンニク （☞ p.160） ビタミンE （☞ p.167）	薬剤作用↓（サプリはCYP3A4で代謝される薬の代謝を促進）
	甘草 （☞ p.133）	何らかの影響が現れる（サプリはCYP3A4で代謝される薬の代謝に影響を与える）

パーロデル （ブロモクリプチンメシル酸塩）

避けること	グレープフルーツ [7] （☞ p.139） グレープフルーツ種子抽出物 [8]（☞ p.139）	薬剤作用↑・薬剤副作用↑（サプリはCYP3A4で代謝される薬の代謝を抑制）
	セントジョーンズワート [9] （☞ p.150）	薬剤作用↓（サプリはCYP3A4で代謝される薬の代謝を促進）

B. ハイリスク薬ではないが，サプリメントとの相互作用が懸念される重要な薬剤／9. パーキンソン病治療薬

要注意	DHEA（☞ p.115） アメリカンエルダー（☞ p.120） エキナセア（☞ p.126） 黄連（☞ p.127） オレゴングレープ（☞ p.130） カミツレ（☞ p.131） キャッツクロー（☞ p.135） ケルセチン（☞ p.140） 朝鮮五味子（☞ p.153） デビルズクロー（☞ p.155） バーベリー（☞ p.161） フィーバーフュー（☞ p.169） 紅麹（☞ p.174） ベルベリン（☞ p.175） ユーカリ（☞ p.182） ライム（☞ p.183） レッドクローバー（☞ p.186）	薬剤作用 ↑・薬剤副作用 ↑（サプリは CYP3A4 で代謝される薬の代謝を抑制）
	イチョウ（☞ p.122）	薬剤作用 ↑・薬剤副作用 ↑（サプリは CYP3A4 で代謝される薬の代謝に影響する）
	グッグル（☞ p.137） タンジン（☞ p.153） ニンニク（☞ p.160）	薬剤作用 ↓（サプリは CYP3A4 で代謝される薬の代謝を促進）
	甘草（☞ p.133）	何らかの影響が現れる（サプリは CYP3A4 で代謝される薬の代謝に影響を与える）

Column

●服薬指導で役に立つ！〜サプリメントの摂取状況から，患者情報を引き出す〜

　サプリメントの摂取状況の確認が重要な患者情報となることがある．パンプキンシード（☞ p.175 のペポカボチャ参照）とノコギリヤシ（☞ p.160 参照）の具体例をあげる．これらのサプリメントは頻尿，尿漏れ，尿失禁，前立腺肥大に伴う排尿困難などの疾病に使用されることが多い．ただし，サプリメントの摂取はこれらの疾病に対してだけでなく，医薬品の副作用としてこれらの症状が現れた際に摂取している場合があることも念頭に置かねばならない．

　副作用として頻尿・尿失禁が生じる医薬品には次の例がある．向精神薬のクロルプロマジン塩酸塩，ハロペリドール，睡眠導入薬のトリアゾラム，ブロチゾラム，ニトラゼパム，アルプラゾラム，降圧薬のトラセミド，パーキンソン病治療薬のセレギリン塩酸塩，ペルゴリドメシル酸塩などである．サプリメントの摂取状況を知ることは患者の症状や，その症状の副作用の可能性を知るうえで重要な手がかりとなる．どのようなサプリメントが何に使われるのか，医師・薬剤師は把握しておくことが望まれる．なお，本書の第3章にサプリメントの概要，使用目的，有効性などを記述しているので，参考にされたい．

参考文献

1 Müller AC, Kanfer I. Potential pharmacokinetic interactions between antiretrovirals and medicinal plants used as complementary and African traditional medicines. Biopharm Drug Dispos 2011; 32(8): 458-470

2 Hellum BH, Nilsen OG. In vitro inhibition of CYP3A4 metabolism and P-glycoprotein-mediated transport by trade herbal products. Basic Clin Pharmacol Toxicol 2008; 102(5): 466-475

3 Piscitelli SC, Burstein AH, Welden N, et al. The effect of garlic supplements on the pharmacokinetics of saquinavir. Clin Infect Dis 2002; 34: 234-238

4 https://www.rxlist.com/grapefruit/supplements.htm#Interactions

5 Berginc K, Trdan T, Trontelj J, Kristl A. HIV protease inhibitors: garlic supplements and first-pass intestinal metabolism impact on the therapeutic efficacy. Biopharm Drug Dispos 2010; 31(8-9): 495-505

6 Kupferschmidt HH, Fattinger KE, Ha HR, et al. Grapefruit juice enhances the bioavailability of the HIV protease inhibitor saquinavir in man. Br J Clin Pharmacol 1998; 45(4): 355–359

7 Girennavar B, Jayaprakasha GK, Jadegoud Y, et al. Radical scavenging and cytochrome P450 3A4 inhibitory activity of bergaptol and geranylcoumarin from grapefruit. Bioorg Med Chem 2007; 15(11): 3684-3691

8 Nishikawa M, Ariyoshi N, Kotani A, et al. Effects of continuous ingestion of green tea or grape seed extracts on the pharmacokinetics of midazolam. Drug Metab Pharmacokinet 2004; 19(4): 280-289

9 Markowitz JS, DeVane CL, Boulton DW, et al. Effect of St. John's wort (Hypericum perforatum) on cytochrome P-450 2D6 and 3A4 activity in healthy volunteers. Life Sci 2000; 66: PL 133-139

10 Monroe KR, Murphy SP, Kolonel LN, Pike MC. Prospective study of grapefruit intake and risk of breast CANCER in postmenopausal women: the Mutliethnic Cohort Study. Br J Cancer 2007; 97: 440-445

11 Budzinski JW, Foster BC, Vandenhoek S, Arnason JT. An in vitro evaluation of human cytochrome P450 3A4 inhibition by selected commercial herbal extracts and tinctures. Phytomedicine 2000; 7: 273-282

12 Luo CN, Lin X, Li WK, et al. Effect of berbamine on T-cell mediated immunity and the prevention of rejection on skin transplants in mice. Ethnopharmacol 1998; 59(3): 211-215

13 Brinker F. Medications for inflammation (Corticosteroids) interacts with LILY-OF-THE-VALLEY lily of the valley. Herb Contraindications and Drug Interactions. Sandy, OR: Eclectic Medical Publ, 1997

14 Esteban Escolar, Gervasio A. Lamas, Daniel B. Mark. The Effect of an EDTA-based Chelation Regimen on Patients With Diabetes Mellitus and Prior Myocardial Infarction in the Trial to Assess Chelation Therapy (TACT)

15 Michel M Joosten, Diederick E Grobbee, Daphne L van der A, WM Monique Verschuren, Henk FJ Hendriks, and Joline WJ Beulens. Combined effect of alcohol consumption and lifestyle behaviors on risk of type 2 diabetes1,2,3

16 Zhang RJ, You C, Cai BW, et al. [Effect of compound Salvia injection on blood coagulation in patients with traumatic cerebral infarction]. Zhongguo Zhong Xi Yi Jie He Za Zhi 2004; 24(10): 882-884

17 Riaz A, Khan RA, Ahmed SP. Assessment of anticoagulant effect of evening primrose oil. Pak J Pharm Sci 2009; 22(4): 355-359

18 Dong WG, Liu SP, Zhu HH, et al. Abnormal function of platelets and role of angelica sinensis in patients with ulcerative colitis. World J Gastroenterol 2004; 10(4): 606-609

19 https://www.webmd.com/vitamins/ai/ingredientmono-151/yarrow

20 https://www.webmd.com/vitamins/ai/ingredientmono-137/policosanol

21 https://www.webmd.com/vitamins/ai/ingredientmono-74/bogbean

22 Heck AM, Dewitt BA, Lukes AL. Potential Interactions Between Alternative Therapies and WARFARIN. Am J Health Syst Pharm 2000; 57(13): 1221-1227; quiz 1228-1230

23 Yu CM, Chan JC, Sanderson JE. Chinese herbs and warfarin potentiation by 'danshen'.J Intern Med 1997; 241(4): 337-339

24 Knudsen J, Sokol GH. Potential glucosamine-WARFARIN interaction resulting in increased international normalized ratio: Case report and review of the literature and MedWatch database. Pharmacotherapy 2008; 28: 540-548

25 Shrihari JS, Roy A, Prabhakaran D, Reddy KS. Role of EDTA chelation therapy in cardiovascular diseases. Natl Med J India 2006; 19(1): 24-26

26 Tal A, Rubin G, Rozen N. Treatment with vitamin K in hip fracture patients receiving warfarin. Isr Med Assoc J 2013; 15(7): 348-351

27 Hou YC, Lin SP, Chao PD. Liquorice reduced cyclosporine bioavailability by activating P-glycoprotein and CYP 3A. Food Chem 2012; 135(4): 2307-2312

28 Deng Y, Bi HC, Zhao LZ, et al. Induction of cytochrome P450 3A by the Ginkgo biloba extract and bilobalides in human and rat primary hepatocytes. Drug Metab Lett 2008; 2(1): 60-66

29 Meyer D, Winterhoff R, Stierle U, Sack K, Sheikhzadeh A. Catecholamine-Induced Cardiomyopathy Caused by Abuse of Ephedrine. Endocrinology of the Heart 1989, pp 275-277

30 Tashkin DP, Meth R, Simmons DH, Lee YE. Double-blind comparison of acute bronchial and cardiovascular effects of oral terbutaline and ephedrine. Chest 1975; 68(2): 155-161

31 https://www.rxlist.com/hedge_mustard/supplements.htm

32 https://www.webmd.com/vitamins/ai/ingredientmono-183/pheasants-eye

33 https://www.rxlist.com/uzara/supplements.htm

34 Qiu F, Wang G, Zhang R, et al. Effect of danshen extract on the activity of CYP3A4 in healthy volunteers. Br J Clin Pharmacol 2010; 69: 656-662

35 Alexandre J, Foucault A, Coutance G, et al. Digitalis intoxication induced by an acute accidental poisoning by lily of the valley. Circulation 2012; 125(8): 1053-1055

36 https://www.webmd.com/vitamins/ai/ingredientmono-772/european-buckthorn

37 Lefebvre T, Foster BC, Drouin CE, et al. In vitro activity of commercial valerian root extracts against human cytochrome P450 3A4. J Pharm Pharmaceut Sci 2004; 7: 265-273

38 Wong PT, Ong YP. Acute antidepressant-like and antianxiety-like effects of tryptophan in mice. Pharmacology 2001; 62(3): 151-156

39 WebMD

40 Warnecke G. [psychosomatic dysfunctions in the female climacteric. Clinical effectiveness and tolerance of Kava extract WS 1490]. Fortschr Med 1991; 109: 119-122

41 Acil M, Basgul E, Celiker V, et al. Perioperative effects of melatonin and midazolam premedication on sedation, orientation, anxiety scores and psychomotor performance. Eur J Anaesthesiol 2004; 21(7): 553-557

42 https://www.webmd.com/vitamins/ai/ingredientmono-342/wild-lettuce

43 https://www.webmd.com/vitamins/ai/ingredientmono-989/wine

44 Maglione M, Miotto K, Iguchi M, et al. Psychiatric effects of ephedra use: an analysis of Food and Drug Administration reports of adverse events. Am J Psychiatry 2005; 162(1): 189-191

45 Roxanas MG, Spalding J. Ephedrine abuse psychosis. Med J Aust 1977; 2(19): 639-640

46 Mischoulon D, Fava M. Role of S-adenosyl-L-methionine in the treatment of depression: a review of the evidence. Am J Clin Nutr 2002; 76(5): 1158S-1161S

47 Behnke K, Jensen GS, Graubaum HJ, Gruenwald J. Hypericum perforatum versus fluoxetine in the treatment of mild to moderate depression. Adv Ther 2002; 19(1): 43-52

48 Finley PR, Warner MD, Peabody CA. Clinical relevance of drug interactions with lithium. Clin Pharmacokinet 1995; 29(3): 172-191

49 Behnke K, Jensen GS, Graubaum HJ, Gruenwald J. Hypericum perforatum versus fluoxetine in the treatment of mild to moderate depression. Adv Ther 2002; 19(1): 43-52

50 Eadie MJ. Could valerian have been the first anticonvulsant? Epilepsia 2004; 45: 1338-1343

51 https://www.rxlist.com/guggul/supplements.htm#Interactions
52 https://www.webmd.com/vitamins/ai/ingredientmono-114/marsh-tea
53 https://www.webmd.com/vitamins/ai/ingredientmono-833/whey-protein
54 Baruzzi A, Contin M, Riva R, et al. Influence of meal ingestion time on pharmacokinetics of orally administered levodopa in Parkinsonian patients. Clin Neuropharmacol 1987; 10: 527-537
55 Carrieri PB, Indaco A, Gentile S, et al. S-adenosylmethionine treatment of depressioin in patients with Parkinson's disease: a double-blind, crossover study versus placebo. Curr Ther Res 1990; 48(1): 154-160
56 Sandyk R, Fisher H. L-tryptophan supplementation in Parkinson's disease. Int J Neurosci 1989; 45(3-4): 215-219
57 https://www.webmd.com/vitamins/ai/ingredientmono-975/soy
58 Lieu CA, Venkiteswaran K, Gilmour TP, et al. The Antiparkinsonian and Antidyskinetic Mechanisms of Mucuna pruriens in the MPTP-Treated Nonhuman Primate. Evid Based Complement Alternat Med 2012; 2012: 840247

第3章

サプリメント概要一覧

A サプリメントを使用する際の問題点

この章では健康食品の概要について紹介する．その健康食品がどのような作用についてエビデンスがあると紹介されているものかを示すとともに，これら素材を含有する健康食品を使用する場合の注意事項，またインターネットで検索した場合，どのような作用を期待して使用されるかをあげている．

しかし，健康食品の正しい使用にあたって注意すべきことは，成分についての知識があればよいということだけではない．それを使用する人の問題点に対しても注意する必要がある．そこで健康食品の概要を紹介する前に，健康食品を使用する側の問題点について，事例をあげて紹介する．これらの事例から健康食品の適正使用に関する情報提供のあり方についての一助にしてもらいたい．

1. 食品でも使用の目安量や正しい情報に基づいて使用すること

◎事例 1

使用目安量を守ること

テレビ番組の影響で脂肪分解によるダイエット効果を期待して，中国製の「雪茶」を飲んだ福岡県の親子（母と娘）が，肝機能障害を起こした．中国茶は，急須の茶葉に熱湯を注ぎ，最初の液は捨てて2〜3回目の液を飲むのが基本．この親子は，ダイエット効果を多大に期待するあまり，誤った飲み方で大量の雪茶を数ヵ月にわたって飲み続けたために，体調を害したと考えられる．

［この事例から知っておくべきこと］

○消費者の"多量にとればより高い効果が得られる"との誤解．かえって体調不良を招く危険性が高まることを伝えよう！

○雪茶には脂肪分解作用は認められていない．販売会社の嘘，誇大広告．一般的な食品は効能・効果を謳えないことを伝えよう！

○この事例では，販売会社が誤った飲み方を指導したのではないかと疑われた．企業の言っていることが本当か専門家の助言が大切なことを伝えよう！

◎事例 2

使用方法も正しく

ノニジュースをはじめ，液体やゲル状の健康食品（イペ茶，メグスリノキ茶，キトサンオリゴ糖ドリンク，ジェル状β-グルカン，水溶性ケイ素，霊芝ドリンクなど）を点眼したり眼球に塗ったりした事例に直面したことがある（一部の健

康情報誌でも，推奨しているように読み取れる記載があった）．このような液体健康食品のpHを調べたところ，11.5といったものもあった．健康食品の事例ではないが，温泉水で目を洗う，点眼するという行為もあるようだが，pHや細菌感染のリスクがあるため，行ってはならない．

[この事例から知っておくべきこと]
○健康食品は飲むだけでなくその使用方法の確認も忘れずに！

2. 健康食品の効果については様々な視点で検討すること

◎事例3
糖尿病で通院中の生活保護を受けている患者の事例
血糖値降下を謳った健康食品を用いていた．非常に高価なのでできればやめたいが，効き目がいいのでなかなか手放せないとの相談があった．数ヵ月分を飲み切ったころに血糖値やHbA1c値を測定すると，確かに下がっていた．効果のありそうな商品ではなかったので訝しく思っていたが，後日，驚くべきことが判明した．実は商品があまりにも高価なため，購入すると生活費がなくなり，米やパンなどを口にできず，野菜代わりに路傍の草を食べるほどの悲惨な食生活だったとのこと．これでは血糖値やHbA1c値も下がるわけだと納得した．（糖尿病専門医からのエピソード）

[この事例から知っておくべきこと]
○通り一遍の診察では見抜けない事実が隠れていることがある．症状が改善したというとき，いろいろな因子について確認してみること！
○いわゆる健康食品には，誇大広告により法外な価格で販売されているものがある．高ければ効果が高いというわけではないことを伝えよう！
○この事例は，生活保護家庭が悪徳業者のターゲットにされた例だが，末期がん患者など生死の境にいる人やその家族に対し，科学的根拠のない製品を売りつける悪徳業者が絶えないことも伝えよう！

3. アレルギーに対する注意

◎事例4
スギ花粉含有製品
スギ花粉症対策商品として販売されたスギ花粉加工食品のカプセルを飲んだ和歌山県内の40歳代の女性が，アナフィラキシーショックを起こして一時意識不

明の重体となった．女性はカプセル1個を飲用して友人とテニスをしていたところ，約30分後に全身にじんましんが出て息苦しくなった．すぐに受診したが，診察中に口のなかが腫れて気道が圧迫され，意識不明に陥った．

[この事例から知っておくべきこと]

○アレルギー患者へのアレルゲンである原因物質の使用は危険であることを伝えよう！

○運動誘発アナフィラキシーの発現にも注意が必要！

◎事例5

アレルギーは主成分だけとは限らない

「キチン・キトサン」を主成分とするソフトカプセル状の健康食品愛用者が，唇が腫れたり口角炎を引き起こしたり，手のひらがオレンジ色になる「カロテン血漿」様症状を発症した例に多数遭遇した（パーム油抽出物としてβ-カロテンを配合）．

[この事例から知っておくべきこと]

○すべてのものが，アレルギーを引き起こす可能性がある．

○主成分だけではなく添加物なども問題となる．

4. 健康食品の有害作用は気づきにくいことも多い．

◎事例6

アルコール依存症だった55歳白人男性が前立腺肥大のため約4年間断続的にノコギリヤシを摂取したところ，急性肝炎および膵炎を発症した．ノコギリヤシの摂取をやめると回復し，再度摂取するとまた肝炎および膵炎を発症したため，ノコギリヤシ摂取との関連性が強く疑われた．

[この事例から知っておくべきこと]

○有害事象は使用しはじめに起こるとは限らない．有害事象が発生したとき，体調に変化が出たとき連用中のサプリメントや薬が原因ではないか慎重に検討しよう！

A. サプリメントを使用する際の問題点

5. 疾患がある人への注意

◎事例７
糖尿病患者もしくはその予備軍
砂糖やブドウ糖を多量に含有する液体（ドリンクタイプ）の健康食品を愛飲している例

[この事例から知っておくべきこと]

○ペットボトル症候群について注意喚起しよう！

○関連事項として，非定型抗精神病薬による口渇から，清涼飲料水を過剰に摂取して高血糖が問題となることがあることも知っておこう！

◎事例８
痛風患者
「ナイアシン」を含む健康食品を愛用している例

[この事例から知っておくべきこと]

○ナイアシン含有サプリメントのなかには，「薬を服用あるいは通院中の方及び尿酸値の高い方はお医者様とご相談の上お召し上がりください．」との注意書きがある商品もある．

○ナイアシン（ニコチン酸，ニコチン酸アミド）は，腎臓における尿酸トランスポーター URAT1 による尿酸再吸収を促進し，尿酸値を上昇させることが知られている（高尿酸血症・痛風の治療ガイドライン，第２版，p71 参照）．

○いろいろなガイドラインに記載されているサプリメントについても知ろう！

◎事例９
腎障害もしくは腎透析を受けている患者
「プロテイン」と称する健康食品を愛用している例

[この事例から知っておくべきこと]

○タンパク質を制限されている人．プロテインの制限はあたりまえ．

○高タンパク食と相互作用がある医薬品についてもプロテインやアミノ酸は要注意．

6. 健康食品の有害事象と医薬品との相互作用

健康食品の有害事象と医薬品との相互作用に関する報告は，その健康食品に

よって引き起こされたものか検証が難しい．下記に紹介する事例は，その健康食品に起因するものかは不明であるがNR・サプリメントアドバイザーとして受けた事例をあげる．

◎事例10
「キトサン含有食品」愛用者

「キトサン含有食品」愛用者が，雨天時に転倒，頭部を強打したことにより外傷性てんかん発作を引き起こすようになった．「バルプロ酸ナトリウム」を服用したが，効果が出にくく頻繁に発作を起こしていた．

特に「キトサン含有食品」摂取後に発作を起こすように見受けたので，摂取を中止させたところ，徐々に発作回数が減り，数年後にはまったく発作を起こさなくなり，現在ではバルプロ酸ナトリウムを服用することなく通常の生活をしている．（※20年以上前の事例であるが，現在（国研）医薬基盤・健康・栄養研究所健康食品の安全性・有効性データベース「キトサン—医薬品等の相互作用」の項に，イタリアと日本での類似事例が記載されている）

◎事例11
「キトサン含有食品」の摂取

「キトサン含有食品」愛用者より「痛み止め（ボルタレン）が効かない」「ボルタレン坐薬（50）よりも強い鎮痛剤はないか」などといった問い合わせを受けた．

確証はないが，キトサンはブドウ糖の2位にアミノ基（プラスイオン）を有する多糖体であり，マイナスに荷電する物を吸着し体外に排出する作用を有するといわれている．

◎事例12
メグスリノキ

血糖値が上昇，HbA1cが悪化．（煮出したお茶タイプ，サプリメント形状など，数商品で経験）

110

Ⓑ サプリメント・健康食品に関する情報源

　サプリメントなどに関する情報を調べる際には，学術的な情報だけではなく，ある一定の評価がされて発信されている情報などを提供しているサイトを見てみるのも参考になる．本書でサプリメントの概要を調べる際には，これらサイトを一読しておくとよい．以下に知っておくとよいサイトについて簡単にその概要を紹介する．

(1)

サイト名	厚生労働省「『統合医療』に係る情報発信等推進事業」「統合医療」情報発信サイト（eJIM：イージム）
アドレス	http://www.ejim.ncgg.go.jp/pro/index.html
概要	民間療法をはじめとする相補（補完）・代替療法と，どのように向き合い，利用したらよいのかどうかを考えるために，エビデンスに基づいた情報を紹介．「統合医療」に関する患者とのコミュニケーションのとり方の紹介，行政機関が発行しているパンフレットの紹介，国内外の情報の紹介などを行っている．「一般の方」向けのサイトと，「医療関係者」向けのサイトがある． コミュニケーションのところには，話し合うためのヒントとして，知っておきたいサプリメントの紹介がある．

(2)

サイト名	内閣府 食品安全委員会（Food Safety Commission of Japan）
アドレス	http://www.fsc.go.jp/
概要	食品安全委員会は，国民の健康の保護が最も重要であるという基本的認識のもと，規制や指導などのリスク管理を行う関係行政機関から独立して，科学的知見に基づき客観的かつ中立公正にリスク評価を行う機関である．食品に含まれる可能性のある添加物，農薬や微生物などの危害要因が人の健康に与える影響についてリスク評価を行うことが，最も重要な役割となっている．設立以来，同委員会では，1,200件を超えるリスク評価を行っている．ファクトシート（科学的知見に基づく概要書）を作成・公表して，国民への情報提供にも努めている．

(3)

サイト名	独立行政法人　国民生活センター
アドレス	http://www.kokusen.go.jp/
概要	消費生活・消費者問題に関する事例や対処方法を紹介．実際の商品のテストも行い，必要な場合は，製造元・販売元への注意喚起や要望を行っている．商品の回収情報，相談事例・判例などもみることができる．「おすすめフレッシュ便」「生活ニューネットマガジン」「見守り新鮮情報」「子どもサポート情報」といったメールマガジンも配信している（無料）．

3. サプリメント概要一覧

(4)

サイト名	**東京都　健康食品ナビ**
アドレス	http://www.fukushihoken.metro.tokyo.jp/anzen/supply/index.html
概要	健康食品を使おうとしている消費者向け，健康食品を扱おうとしている事業者向け，それぞれの情報が充実．健康食品に関連する主な法律の概要と相談先なども掲載されている．健康食品を試買した結果も公表し，どんな表示が違反になるかなどを具体的に説明している．

(5)

サイト名	**農林水産省ホームページ（消費・安全）**
アドレス	http://www.maff.go.jp/j/syouan/index.html
概要	農林水産省の活動報告だけでなく，消費・安全局では，農場から食卓までの安全管理の徹底を通じた食品の安全性の向上や，食品表示の適正化による消費者への的確な情報の伝達・提供，「食」の安全に関する様々な情報も発信している．サプリメントに関する情報は少ないが，食品について知りたいときに役に立つ．

(6)

サイト名	**国立国会図書館**
アドレス	http://www.ndl.go.jp/
概要	リサーチナビで，「サプリメント」と入力すると，「健康食品について調べる」「健康食品産業に関する主要インターネット情報源」「健康食品産業に関する主要専門雑誌・新聞」など，様々な情報の入り口に導いてくれる．

(7)

サイト名	**一般財団法人 医療経済研究・社会保険福祉協会 健康食品フォーラム**
アドレス	https://www.kenshoku-forum.jp/
概要	社福協（一般財団法人　医療経済研究・社会保険福祉協会）が運営する，健康食品の研究・啓発事業のためのサイト．フォーラム・セミナーの開催案内およびその資料の公開，健康食品に関する調査研究，健康食品コラムなどのコンテンツがある．調査研究は，「健康食品の安全性・品質確保のための調査研究」「『健康食品分野の法制化の障壁』に関する調査研究」など，健康食品と社会とのつながりに焦点を当てたものが多く，会員になると（有料），これらの調査研究やフォーラムの資料などが閲覧できる（なお，約300の健康食品素材（成分）の総合評価データをまとめた「健康食品素材の科学的実証データベース（HFSデータベース）」も公開されていたが，2015年3月31日をもって閉鎖されている）．

B．サプリメント・健康食品に関する情報源

（8）

サイト名	**Medic'Navi（メディックナビ）**
アドレス	http://medi.jp.net/
概要	OTC薬の販売に従事する薬剤師・登録販売者をサポートするインターネットサービス（有料，じほう提供）．iPadなどのタブレットにも対応しているので，店頭，調剤室，患者さんの居宅など，どこででも利用することができる． 健康食品素材照会（作用，注意事項，医薬品との相互作用），OTC薬購入相談（OTC薬販売時の確認事項，注意事項，避けるべき成分を含まないOTC薬のリスト表示），処方薬・OTC薬の注意照会，OTC薬漢方処方照会，説明文書・添付文書照会など，OTC薬の購入相談時に必要となる幅広いデータ・情報を収録している．

（9）

サイト名	**消費者庁　食品表示**
アドレス	http://www.caa.go.jp/foods/index23.html#m04
概要	機能性表示食品の届出情報が公開されている．公開されている情報は，一般向けと，有識者など向けの情報に分かれており，有識者向けには基本情報・機能性情報・安全性情報に分けられており，安全性情報として，機能性関与成分と医薬品との相互作用についても記載されている．

（10）

サイト名	**城西大学　食品－医薬品相互作用データベース**
アドレス	https://www.josai.ac.jp/education/pharmacy/fdin_db/index.html
概要	城西大学薬学部編纂による食品と医薬品の相互作用データベース．一次文献情報に基づく信頼性の高い「食品-医薬品相互作用データベース」と，医薬品添付文書情報に基づいた「抗がん剤と食事の相互作用・禁忌食品データベース」を構築し公開している．

3．サプリメント概要一覧

C サプリメント概要一覧

　ここでは，本書に掲載している薬剤と相互作用を持つサプリメントについて，その概要を記述する．なお，臨床上，特に注意すべきことをワンポイントアドバイスとして記述しているので，実際の患者への服薬指導の際に参考にされたい．

＜凡例＞

> ⦿**サプリメント名**（別名）【英名】
>
> 　［概要］サプリメントの概要．
>
> 　［目的］当該サプリメントを利用する目的（消費者側の期待）．
>
> 　［有効性］有効性が示唆されている疾患や症状[1][2]．
>
> 　📖**ワンポイントアドバイス**：薬局の臨床現場の視点から，特に注意すべきことや患者への服薬指導時に併せて伝えることなど．
>
> 　[1]：特定保健用食品，機能性表示食品，栄養機能食品として認可されているものは，それぞれの機能を表記．
>
> 　[2]：示唆されている有効性の情報源は章末に参考文献として記載．

⦿ **CoQ10**（コエンザイム Q10，ユビキノン，ビタミン Q）【coenzyme Q-10】

　［概要］ユビキノンとも呼ばれる脂溶性のビタミン様物質．

　［目的］美容，ダイエット，疲労回復など．

　［有効性］コエンザイム Q10 欠乏症，高血圧症，筋ジストロフィー，パーキンソン病，エイズ患者の免疫機能向上，うっ血性心不全[1][2]，片頭痛，ペロニー病，加齢黄斑変性，糖尿病による神経障害[2] など．

　📖**ワンポイントアドバイス**：スタチン系薬剤を使用している患者は体内の CoQ10 が減少する可能性があり，サプリメントとしての摂取を推奨されている場合がある．

⦿ **DHA**（ドコサヘキサエン酸）【docosahexaenoic acid】

　［概要］主に魚に含まれる必須脂肪酸で n-3 系脂肪酸のひとつ．日本人の食事摂取基準 2015 では，DHA と EPA を合わせて 1 日 2g を超えないこととされて

C. サプリメント概要一覧

いる.

[目的] 血流促進, 冠動脈疾患の予防, 記憶力向上, 美容, 生理痛の緩和など.

[有効性] (特定保健用食品として) 中性脂肪を低下させる. (栄養機能食品として) 0.6 ～2.0 g の DNA が含有されていれば,「皮膚の健康維持を助ける」と明記できる. (機能性表示食品として) 中性脂肪を低下させる, 認知機能の一部である記憶力を維持する機能をサポートする. (食品に含まれる一般的な成分としては) 冠状動脈疾患のリスク低減[1,2], 加齢黄斑変性[1], 高脂血症[2] など.

📖🔖ワンポイントアドバイス：現在の食生活は n-6 系脂肪酸の摂取に偏っていることが多く, n-3 系脂肪酸 (DHA や EPA など) の摂取は非常に重要である.

⊙ DHEA (デヒドロエピアンドロステロン)【dehydroepiandrosterone】

[概要] 副腎皮質 (あるいは精巣) で生成されるホルモン. 体内でエストロゲンやテストステロンになる. 近年, 若返りホルモンとして注目を浴び, 海外ではサプリメントとして販売されているが, 日本国内では医薬品とされているため, 食品として販売することは認められていない. 世界アンチドーピング機構から, 禁止物質に指定されている.

[目的] ダイエット, アンチエイジング, 筋力向上など.

[有効性] (医薬品に区分される成分として) 副腎機能不全, 更年期障害, 全身性エリテマトーデス[1] など. (海外のサプリメントとして) うつ病の症状改善, 皮膚の老化防止[2].

📖🔖ワンポイントアドバイス：海外のサプリメントを摂取する場合, 妊娠中・授乳中は避けたほうがよい. 近年, DHEA のサプリメントを摂取する以外に, DHEAを増やす物質としてアグリコン型の大豆イソフラボンが注目されている. 他にも早寝早起き, 適度な運動など一般的に健康によいとされている生活習慣もDHEA を増やすといわれている.

⊙ EPA (エイコサペンタエン酸)【eicosapentaenoic acid】

[概要] 主に魚に含まれる必須脂肪酸で n-3 系脂肪酸のひとつ.

[目的] 血流促進, 冠動脈疾患の予防, 高脂血症, アレルギー症状の改善など.

[有効性] (特定保健用食品として) 中性脂肪を低下させる. (栄養機能食品として) 0.6 ～2.0 g の DNA が含有されていれば,「皮膚の健康維持を助ける」と明記できる. (機能性表示食品として) 中性脂肪を低下させる, 認知機能の一部である記憶力を維持する機能をサポートする. (食品に含まれる一般的な成分としては) 冠状動脈疾

3. サプリメント概要一覧

患のリスク低減，境界性人格障害 [1][2]，高脂血症，更年期障害，うつ病 [2] など．

📖 **ワンポイントアドバイス**：抗凝固薬を服用している患者は，薬剤の作用を強め，出血しやすくなるおそれがあり，注意が必要である．また，DHA と EPA は合わせて 1 日 2g までの摂取が望ましい．

⊙ L-アルギニン【L-arginine】

[概要] アミノ酸のひとつ，速やかに分解されるため，特に必要量を合成できない子供では必須アミノ酸になっている．代謝産物である一酸化窒素（NO）を介して，血流の改善，免疫機能の向上，脂肪代謝の促進など，生体内で種々の機能に関与している．L-アルギニン塩酸塩は医薬品としても承認されている．

[目的] 滋養強壮，免疫力向上など．

[有効性] 狭心症，末梢血管疾患，硝酸塩耐性の改善，早産児における壊死性大腸炎の予防，RNA および EPA との併用による手術後の回復促進 [1][2]．間質性膀胱炎の症状改善，うっ血性心疾患に対する従来の治療法との組み合わせ [1]．勃起不全（ED），高血圧症，妊娠中の高血圧症 [2] など．

📖 **ワンポイントアドバイス**：アルギニンは摂取後，分解されて NO を生じ，血管を拡張させ，血圧を下げる作用があるといわれる．そのため血圧降下薬や狭心症治療薬の硝酸薬と併用すると，薬剤の作用が強くなり，血圧が下がり過ぎるおそれがあるので注意が必要．

⊙ N-アセチルグルコサミン【N acetyl glucosamine】

[概要] グルコサミンから合成されるアミノ糖．エビやカニなどの甲殻類から合成されるため，甲殻類アレルギーの人は注意が必要．

[目的] 関節炎の症状改善，美肌効果．

[有効性] 有効性を示唆する報告はない [2]．

⊙ S-アデノシルメチオニン（アデノシン -L- メチオニン）

【S-adenosylmethionine, same】

[概要] S- アデノシルメチオニンは，活性メチオニンとも呼ばれ，肝臓などに存在するメチオニン活性化酵素の作用によりメチオニンから合成される．米国では人気の高いサプリメント．

[目的] 肝機能向上，抑うつ，認知症など．

[有効性] うつ病，骨関節炎の症状緩和，肝内胆汁うっ滞および線維筋痛症の

治療[1][2]．急性あるいは慢性の肝疾患症状の軽減[1]．うつに伴う性的機能低下[2]など．

📖❗**ワンポイントアドバイス**：海外では主流でも，日本ではなじみのない製品がある．個人輸入などでそのような製品を摂取している患者には慎重な対応が必要．

⊙ α-リポ酸（チオクト酸）【lipoic acid】

[概要] ミトコンドリアにおいてエネルギー産生作用の補酵素として作用し，糖質の代謝促進作用などが期待できる．体内で合成されるビタミン様物質．抗酸化作用がある．

[目的] 疲労回復，ダイエット効果．

[有効性] 糖尿病患者の末梢神経障害[1][2]．冠動脈バイパス移植手術の合併症の減少，体重減少，創傷治癒[2]など．

📖❗**ワンポイントアドバイス**：α-リポ酸はインスリン自己免疫症候群を引き起こし，低血糖を誘発する可能性がある．糖尿病の治療をしている患者やインスリンの自己注射をしている患者では特に注意が必要．

⊙ 亜鉛【zinc】

[概要] 必須ミネラルのひとつ．多くの細胞や酵素の働きに必要不可欠．

[目的] 美容，味覚障害の改善，免疫能向上，生殖機能改善など．

[有効性]（栄養機能食品として）$2.64 \sim 15\,mg$ の亜鉛が含有されていれば，「味覚を正常に保つのに必要な栄養素．皮膚や粘膜の健康維持を助ける栄養素．タンパク質・核酸の代謝に関与して，健康の維持に役立つ栄養素」と明記できる．（一般的な食品に含まれる成分として）亜鉛欠乏，ウィルソン病，味覚減退，学童における注意欠陥過活動性障害（ADHD），ニキビ，拒食症[1][2]．うつ病，加齢黄斑変性[2]など．

📖❗**ワンポイントアドバイス**：薬剤によっては亜鉛をいっしょに排泄するものがあり，亜鉛の補給は重要である．ただし，亜鉛をサプリメントとして補給する場合，亜鉛と銅は吸収が拮抗するため，銅が不足しやすい．サプリメントとして補給する場合は，亜鉛も銅も含めたミネラルバランスを考慮することが重要．また，乳幼児・小児は摂取を避けたほうがよい．

⊙ アガリクス（メマツタケ，カワリハラタケ，ヒメマツタケ）【agaricus】

[概要] キノコの一種．他のキノコに比べて粗タンパク質が43％と多い．多糖類，

ビタミン B_2，ビタミン D，マグネシウム，カリウムなどを多く含む．抗癌効果がある，免疫力が上がるといわれ，癌の代替療法で多く使用されている．

[目的] 抗癌作用．

[有効性] 2 型糖尿病[*2]．

📖 **ワンポイントアドバイス**：アガリクスと聞くと β-グルカンのような特定の栄養素が注目されがちだが，一般的なビタミンやミネラルも多く含む．特にカリウムを多く含むことから，高カリウム血症に注意が必要．

◉ アシュワガンダ（ウィザニア，ウィタニア，インドニンジン）

【ashwagandha】

[概要] ナス科の植物で，古来よりアーユルベーダなどで強壮，気付薬として使用される．抗ストレス作用，老化防止作用があるといわれている．堕胎作用があるともいわれているので，妊娠中は使用しないほうが安全．

[目的] 関節炎，不眠，慢性肝炎の改善．

[有効性] ストレス[*2]．

◉ アセチル -L- カルニチン【acetyl L-carnitine】

[概要] 細胞内のミトコンドリア内膜に存在するアミノ酸のひとつで，カルニチンに変換される．カルニチンは脂質の代謝に関与することから，ダイエットのために摂取していることがある．アセチル -L- カルニチンが脳内に移行してアセチルコリンの産生を促し，老化やアルツハイマー症による記憶力低下を改善する可能性が示唆されている．米国では認知症防止のサプリメントとして人気が高い．

[目的] ダイエット，認知症予防など．

[有効性] アルツハイマー病の進行遅延，加齢による減退した高齢者の認知能や記憶の改善，30〜60 歳代の認知障害のある禁酒中のアルコール依存症患者における記憶力などの改善，糖尿病性神経障害，男性不妊症の改善，ペロニー病の疼痛軽減[*1*2]．加齢に伴うテストステロン欠乏[*1]．肝不全患者の脳機能不良の改善[*2] など．

📖 **ワンポイントアドバイス**：ピボキシル基を持つ抗生物質を長期服用すると低カルニチン血症を引き起こすことがあるので，積極的に併用摂取したほうがよい．また，低炭水化物ダイエットをしている人は，炭水化物によるエネルギー産生が少ないため，脂肪酸をエネルギーにするカルニチンは積極的に摂取したほうがよい．

C. サプリメント概要一覧

⊙アセロラ（バルバドスサクラ，西インドチェリー）【acerola】

[概要] キントラノオ科の低木．赤色の果皮のサクランボに似た果実．ビタミン C (p.166 ページ) が豊富．

[目的] 美容，風邪，心臓病．

[有効性] ビタミン C による壊血病予防 [1][2]．

⊙アニス（アニス種子）【anise】

[概要] 西アジア，東地中海沿岸原産の一年草．古来より乾燥させた成熟果実（種子）が薬や香辛料として利用されてきた．アニスの種から得られる精油はノミやダニの防除に使用されている．アニスのドイツのコミッション E では気道の炎症と消化不良への使用が承認されている．

[目的] 消化促進，咳・痰を抑える，更年期障害，不眠．

[有効性] 月経不快感 [2]．

⊙アマニ油（亜麻仁油）【linseed oil もしくは flaxseed oil】

[概要] 中央アジア原産アマ科の一年草．成熟した亜麻の種子から得られる黄色乾性油（空気に触れると固まる油）．必須脂肪酸の α-リノレン酸を多く含む．

[目的] アレルギー症状の改善，生活習慣病予防，美容など．

[有効性] （多く含まれる α-リノレン酸として）心血管疾患の初期予防あるいは二次予防 [1]．

📖**ワンポイントアドバイス**：体内で DHA や EPA に変換される α-リノレン酸を豊富に含むが，摂取し過ぎには注意が必要．大切なのは n-6 系脂肪酸（リノール酸など）との摂取量のバランス．また，妊娠中は摂取を控えたほうがよい．

⊙亜麻の種子（アマニ）【linseed もしくは flaxseed】

[概要] 亜麻は中央アジア原産の 1 年草．亜麻の種子をアマニ，種子から得た油脂をアマニ油と呼ぶ．水溶性・不溶性のどちらの食物繊維も豊富に含む．ドイツのコミッション E は慢性の便秘，緩下薬誘発性結腸障害，過敏性腸症候群，腸炎，憩室炎に対するアマニの使用を承認している．

[目的] アレルギー症状の改善，生活習慣病予防，美容，抗酸化作用．

[有効性] 便秘 [1]．糖尿病，高コレステロール血症，高血圧症 [2] など．

◉アメリカジンセン（アメリカニンジン）【ginseng american】

[概要] 北米の森林地帯に分布するウコギ科の薬用植物．チョウセンニンジンに似た強壮作用を持つ．

[目的] 興奮・イライラの抑制，滋養強壮．

[有効性] 2型糖尿病患者の食後の血糖値低下，成人における呼吸器感染症の予防[*2] など．

◉アメリカンエルダー（アメリカンエルダーフラワー，エルダー，アメリカニワトコ）【american elder】

[概要] 北米を起源とする落葉性の低木．紫色から黒色の果実は食用．果実についてはエルダーベリー (p.127 ページ) 参照．通常の食品に含まれる量を適切に摂取すればおそらく安全であるが，生および熟していない果実，種子は摂取により吐き気や下痢を引き起こすことがある．妊娠・授乳中は摂取を避けたほうがよい．

[目的] 喘息，神経痛・関節炎の緩和など．

[有効性] 有効性を示唆する報告はない[*2]．

◉アルニカ（ウサギギク，ヤマウサギギク）【arnica】

[概要] ヨーロッパ山岳地帯原産のキク科の多年草．水やエタノールなどで抽出され得られるエキスや煎汁を使用することが多い．経口摂取は危険と考えられており，外用のみに使用．米国ではアルコール飲料の香料として使用されるが，日本では食品に使用できない．エキスは化粧品に使用されている．

[目的] 伝統的に炎症を抑える，鎮痛，切り傷の外用．アトピー性皮膚炎，美容など．

[有効性]（ゲル製品として）変形性関節症の改善[*2]．

📖ワンポイントアドバイス：欧米ではアルニカエキスとして非常に有名．抗炎症作用を期待し，基本的に外用として使用される．

◉アルファルファ（ウマゴヤシ，ムラサキウマゴヤシ）【alfalfa】

[概要] マメ科の多年生植物，葉の部分や細く柔らかいもやしの状態は野菜としても食べられる．ビタミン，ミネラルを豊富に含むといわれ，日々の健康増進に摂取する人が多い．一方で，多量摂取は巨脾症を伴う可逆的汎血球減少症のおそれがある．全身性エリテマトーデス (SLE) 患者，その他リウマチなど自己免

疫疾患者は使用を避けたほうがよい．また，副作用として光過敏症が知られている．

[目的] 疲労回復，利尿作用によるむくみ改善，コレステロール低下など．

[有効性] 加熱処理したアルファルファ種子による高リポタンパク血症のコレステロール値低下作用[1]．

📖**ワンポイントアドバイス**：牧草のアルファルファに含まれるフラボノイドからつくられるイソフラボン誘導体のイプリフラボンが，骨粗鬆症治療薬に使われている．妊婦・授乳婦は摂取を避けたほうがよい．

⦿アロエベラ（アロエ）【aloe vera】

[概要] アフリカ原産，サボテン科の多年生多肉植物．日本でよくみられるキダチアロエはアロエベラ，ケープアロエと別のものである．便秘に対してはおそらく有効であることから，ドイツのコミッションEもアロエベラとケープアロエの使用を承認している．

[目的] 便秘，傷の治癒促進，火傷など．

[有効性] 便秘[1,2]．（外用として）にきび，火傷治癒の改善，生殖器ヘルペス，皮膚・口内の発疹，乾癬[2]など．

📖**ワンポイントアドバイス**：日本では医者いらずといわれ，古くから民間薬として使用されてきた．便秘の改善は有名だが，腹痛や下痢などの副作用もある．また，様々な皮膚症状に外用として使用されるが，接触性皮膚炎を引き起こす場合があるので，注意が必要．

⦿イエロードック（ナガバギシギシ，エゾノギシギシ）【yellow dock】

[概要] タデ科の多年草．根はチンキ剤として，乾燥完熟種子は茶として主に使用されている．ハーブとして利用する人が多い．

[目的] 鼻炎，気管炎，慢性的な便秘など．

[有効性] 有効性を示唆する報告はない[2]

⦿イカリソウ（ホーニーゴートウィード）【horny goat weed，epimedium】

[概要] メギ科の多年草．花は赤紫色．4枚の花弁が錨のような形．伝統的な漢方薬であるインヨウカクをつくるのに使用される．薬用養命酒，ナンパオなどの医薬品にも含まれている．

[目的] 性機能改善，滋養強壮，女性の不妊，高齢者の衰弱，腰膝の衰え，し

びれや痛みなど.

[有効性]（一般的な食品として）有効性を示唆する報告はない[*2].

📖❤️ワンポイントアドバイス：イカリソウのエキスが滋養強壮剤として，栄養ドリンクなどに含まれることがある.

⊙イチジク（トウガキ）【fig】

[概要] クワ科の落葉低木,果実は広く食べられている. 健胃,整腸を期待して,昔から使用されてきた.

[目的] 便秘, 気管支炎, 湿疹, いぼの除去, 血糖値低下など.

[有効性] 有効性を示唆する報告はない[*2].

⊙イチョウ（イチョウ葉エキス）【ginkgo】

[概要] 日本でも数多く栽培されている落葉高木. イチョウの葉のエキスはサプリメントとして多く用いられている. イチョウ葉に含まれるイチョウ葉フラボノイド配糖体やイチョウ葉テルペンラクトンは認知機能の一部である記憶力（言葉や見た物の思い出す力）を高める機能が報告されており，機能性表示食品として認められている商品もある. 有害な影響としては,胃腸障害やアレルギー反応,抗血液凝固薬との併用によって出血傾向が高まることが知られている.

[目的] 認知症予防, 記憶力向上, 血流改善など.

[有効性]（イチョウ葉エキスとして）末梢の動脈閉鎖症患者の歩行時の痛み，認知症, 不安, 月経前症候群, 糖尿病由来の網膜症における色認識などの改善[*1*2]. 認知機能の一部である記憶力の向上, 統合失調症[*2]など.

📖❤️ワンポイントアドバイス：イチョウに含まれるギンコール酸はアレルギー物質であり，かぶれを引き起こす可能性がある. イチョウの葉を使用したサプリメントではギンコール酸が除去されているものを利用するとよい. 抗血液凝固薬との併用によって出血傾向が高まる可能性がある. また，薬物代謝酵素への影響も知られており，薬物との相互作用が多いサプリメントである.

⊙イラクサ（ネトル）【nettle】

[概要] 多年草. 緑茶のような干し草の香りがするハーブ. 全草が利尿薬, 緩下薬などの民間薬として用いられてきた. 子宮収縮作用による流産の可能性があるため，妊婦は摂取を避けたほうがよい.

[目的] 花粉症, 前立腺肥大, リウマチ, 妊産婦の栄養補給と催乳など.

[有効性] 変形性関節症[*2].

📖🔖**ワンポイントアドバイス**：子宮収縮作用による流産の可能性があるため，妊婦は摂取を避けたほうがよい．

⊙インゲン豆抽出物（ファセオリン，白インゲン豆）【bean pod】

[概要] 白インゲン豆とも呼ばれる．白インゲン豆はインゲン豆の白色種．豆を含む全体を用いたものと，莢のみを用いたものは区別する．ドイツのコミッションEは排尿困難の治療補助としてインゲン豆の莢（豆を除く）の使用を承認している．豆の抽出物にはα-アミラーゼを抑制するフォセオリンが含まれていることからダイエットのために使用することが多い．しかし，2006年にインゲン豆ダイエットとしてテレビ放映された際に，視聴者が実践し食中毒を起こしたことがある．加熱処理が不十分だとレクチンが失活せず，下痢，嘔吐などの消化器症状が引き起こされる．

[目的] ダイエット，高脂血症など．

[有効性] 肥満[*2].

📖🔖**ワンポイントアドバイス**：メディアなどに掲載される有害事象は忘れがちだが，過去の事例は覚えておくとよい．

⊙インドジャボク（インディアン・スネークルート）【indian snakeroot】

[概要] インドやインドネシア，マレーシアなどの南アジアや東南アジア原産の小低木．日本では使用部位の根が「専ら医薬品として使用される成分本質（原材料）」に該当する．インドジャボクには降圧作用を示すレセルピンアルカロイドが含まれている

[目的] 不眠，緊張感の改善など．

[有効性] 有効性を示唆する報告はない[*2].

📖🔖**ワンポイントアドバイス**：レセルピンは催奇形性作用（動物実験にて）や母乳移行の可能性があるため妊婦・授乳婦は摂取を避けたほうがよい．

⊙インドセンダン【neem】

[概要] インドやスリランカの森林地帯が原産の大きな常緑樹．葉，種子油は皮膚や髪によいとして使われている．インドセンダンに含まれるアザディラクチンは防虫効果があるとされている．

[目的] 歯肉炎，潰瘍，消化不良，発熱など．

[有効性] 有効性を示唆する報告はない[*2].

📖ワンポイントアドバイス：乳児や小児は重篤な有害事象報告もあるため使用を避けたほうがよい．妊婦・授乳婦も使用を避けたほうがよい．

⦿ウィンターグリーン（ヒメコウジ，チェッカーベリー）【winter green】

[概要] ヒメコウジ，ウィンターグリーンは北米原産のツツジ科の低木で，高さ15cm程度になる．葉および油が利用される．葉は茶として用いられることもある．油はアロマオイルとして使用されることもある．また，大量のサリチル酸メチルを含む．

[目的] 頭痛，腹痛，抗炎症など．

[有効性] 有効性を示唆する報告はない[*2].

⦿ウーロン茶【oolong tea】

[概要] 中国茶のひとつ，カフェイン（p.131ページ）を含む．ウーロン茶に含まれるポリフェノールやカテキンが特定保健用食品として認められている商品もある．

[目的] 覚醒作用，ダイエットなど．

[有効性] （緑茶を含めた，一般的な茶として）血中コレステロールおよびトリグリセリドの低下，血圧調節，下痢の改善，認識能の向上，パーキンソン病の予防および進行抑制，食道癌・胃癌・膵臓癌・大腸癌・膀胱癌の予防および乳癌の再発予防，口腔内粘膜の角化障害，子宮頸部形成異常[*1]．卵巣癌の予防[*1*2]．（特定保健用食品として）脂肪の吸収を抑える．

⦿ウコン（アキウコン，クルクミン）【turmeric】

[概要] インド，中国，インドネシアおよび他の熱帯の国々で広く栽培されているショウガ科の熱帯植物．主成分はクルクミン．ドイツのコミッションEはアキウコンの消化機能不全への使用を承認している．

[目的] 二日酔いなどの消化不良，肝機能改善など．

[有効性] 消化不良[*1]．高コレステロール血症，変形性関節症，かゆみなどの改善[*2].

📖ワンポイントアドバイス：ウコンは商品によってバラつきはあるが，鉄を多く含むため，一部の抗生物質や骨粗鬆症治療薬のビスホスホネート系製剤の作用を弱める可能性がある．肝障害の患者はC型肝炎やアルコール性脂肪肝炎が悪化す

る可能性があるので注意.

⊙ ウスベニタチアオイ（ビロードアオイ）【marshmallow】

[概要] アオイ科の多年草. 英名の Marsh mallow は菓子のマシュマロの語源. ハーブティーとして使用されることもある. 粘液質の多糖類を含む.

[目的] 気道や胃の粘膜保護, 空咳, 尿路感染症など.

[有効性] 有効性を示唆する報告はない[2].

⊙ ウチワサボテン（オプンティア, メキシコサボテン）【prickly pear cactus】

[概要] サボテンの一種. メキシコや米国では食材として利用されるほか, 民間薬として創傷の応急手当や下痢などの消化器症状に用いられてきた.

[目的] 創傷の応急手当, 下痢など.

[有効性] 糖尿病, 二日酔い[1,2].

⊙ ウバウルシ（ベアベリー）【uva ursi】

[概要] 原野・高山に自生するツツジ科の常緑低木. 赤い果実をつける. ウワウルシ流エキスとして, 一般用医薬品に含有されているので, サプリメントとして摂取する場合には注意が必要. 子宮収縮作用があるため, 妊婦は摂取を避けたほうがよい.

[有効性] 有効性を示唆する報告はない[2].

📖🔖ワンポイントアドバイス：膀胱炎のような尿路感染症の患者は, クランベリーのようなベリー系の食品をジュース類として摂取するとよい.

⊙ 梅の実【japanese apricot】

[概要] 日本では漢方として, 民間薬として古来より使用されてきた. 梅エキス, 梅肉エキスなどとしてサプリメントに含まれる. 生の青梅には青酸配糖体が含まれるので摂取は避ける. また, 梅干を摂取する場合は塩分の取り過ぎに注意する.

[目的] 疲労回復, 消化不良, 血流改善, 食中毒の予防など.

[有効性] 有効性を示唆する報告はない[2].

📖🔖ワンポイントアドバイス：梅の実を加工した梅肉エキスは, 古くから生活に取り入れられてきたサプリメントである. 殺菌作用, 整腸作用があるとされる.

⊙エキナセア（エキナケア，パープルコーンフラワー，プルプレア，ムラサキバレンギク）【echinacea】

[概要]北米に分布するキク科の多年草．ハーブティーとして使用され，サプリメントやのど飴，トローチとしても市販されている．各種感染症に対して免疫活性作用があるとされている．アナフィラキシーなどの健康被害の報告がある．結核，白血病，膠原病，多発性硬化症，エイズや自己免疫疾患などの全身性疾患を持つ人は摂取を避けたほうがよい．

[目的]健康増進，感冒，上気道の炎症，免疫力向上など．

[有効性]風邪などの上気道感染の治療[1,2]．

📖ワンポイントアドバイス：風邪やインフルエンザの予防として有名．免疫活性作用があるので，自己免疫疾患を持つ患者は摂取しないほうがよい．また，肝毒性があるといわれ，予防のためと毎日摂取するのは控えたほうがよい．摂取するタイミングは風邪のひきはじめとされる．

⊙エゾウコギ（シベリア人参）【siberian ginseng】

[概要]北海道やシベリアに分布する朝鮮人参と同種のウコギ科．根の部分が「シゴカ」として日本薬局方に収載されている．適切かつ短期間の摂取であれば安全性が示唆されているが，ドイツのコミッションEは高血圧患者には使用しないよう指示している．副作用として，軽い眠気，不安，いらつきが起きることがある．

[目的]性機能の回復と強化，滋養強壮，疲労回復，抗ストレスなど．

[有効性]（一般的な食品として）単純ヘルペス感染の頻度低下[1,2]．双極性障害，感冒の症状緩和，2型糖尿病の血糖値低下[2]．

📖ワンポイントアドバイス：エストロゲン様作用があるため，乳癌・子宮癌・子宮内膜症・子宮筋腫の患者は摂取を避けたほうがよい．

⊙エチレンジアミン四酢酸【EDTA，ethylenediaminetetraacetic acid】

[概要]鉛中毒症状治療のための医薬品としても認められている．日本では食品衛生法で指定添加物に分類されており，保存料，酸化防止剤に使用される．海外からの個人輸入などではサプリメントとして入手できる．

[目的]体内有害重金属の排出（いわゆるデトックス），肌荒れなど．

[有効性]鉛中毒の治療，高カルシウム血症，角膜カルシウム沈着など[2]．

C. サプリメント概要一覧

⊙エリキャンペーン（オオグルマ）【elecampane】

[概要]キク科の多年草．ハーブ．土木香（どもっこう）という生薬の原料．ヨーロッパで食品の香料として，米国ではアルコール飲料にのみ香料としての使用が認められている．

[目的] 鎮咳，去痰，駆虫など．

[有効性] 有効性を示唆する報告はない [*2]

📖ワンポイントアドバイス：妊娠・授乳中は摂取を避けたほうがよい．

⊙エルダーフラワー（ニワトコの花）【elderflower】

[概要] スイカズラ科ニワトコ属の落葉低木または小高木．ハーブのひとつ．アメリカンエルダーと名称が似ているが別種である．ドイツのコミッションEでは風邪に対しての使用が承認されている．

[目的] 花粉症，風邪，生活習慣病予防，美容など．

[有効性] 副鼻腔炎 [*1*2]．便秘 [*2]．

⊙エルダーベリー（ヨーロピアンエルダー（セイヨウニワトコ），アメリカンエルダー（アメリカニワトコ））【american elder, elderberry】

[概要]スイカズラ科ニワトコ属．黒みがかったブルーベリーに似た紫色の果実．加熱調理して，ジュースやゼリーなどに加工される．古くから風邪に使用されてきた．抗酸化物質やビタミンCが含まれており，美容のために摂取することがある．茎葉や花は生薬として，風邪やリウマチ，むくみや腎機能の回復に効果があるとして，煎じて使用されている．葉，花，生および未熟果実，種子は青酸配糖体を含有するため，摂取により吐き気や下痢を引き起こすことがある．

[目的] インフルエンザ，風邪予防．美容など．

[有効性] インフルエンザの症状軽減 [*1*2]．

⊙黄連［オウレン］（ミツバオウレン）【goldthread】

[概要] キンポウゲ科常緑の多年草．根茎は生薬として，黄連解毒湯，温清飲などの漢方薬に含まれる．ベルベリン（p.175 ページ）を含む．

[目的] 下痢止め，血糖値低下，口内炎など．

[有効性]（一般的な食品として）有効性を示唆する報告はない [*2]

📖ワンポイントアドバイス：妊婦は摂取しないほうがよい．

◉オオアザミ（ミルクシスル，マリアアザミ）【milk thistle】

[概要] 北アフリカ，アジアに広く生息する2年草．初夏から秋にかけて淡紅紫色の花をつける．ヨーロッパでは古くから，食用として，民間薬として広く利用された．一般的に，オオアザミの種子や葉に含まれるシリマリンという成分の働きにより，肝細胞の再生を促すとともに，体内の有害物質の解毒を促進するグルタチオンという物質を増加させるといわれる．

[目的] 肝機能向上，美容，糖尿病など．

[有効性] 糖尿病，消化不良などの改善[1,2]．

📖**ワンポイントアドバイス**：肝臓によいサプリメントとして認識されているが，肝臓が悪い人は安易な摂取は控えたほうがよい．肝機能が低下していると，成分の代謝がスムーズに行われず，思わぬ副作用を引き起こしたり，症状をかえって悪化させてしまったりするおそれがある．また，オオアザミは CYP3A などの薬物代謝酵素を阻害するため，薬との併用には注意が必要．

◉大葉子［オオバコ］（車前草［シャゼンソウ］）【chinese plantain】

[概要] オオバコ科の植物，葉野菜．生薬のシャゼンソウは日本薬局方に収載されている．古くから民間薬として使用されてきたほか，牛車腎気丸，五淋散などの漢方薬に含まれている．ビタミン K や食物繊維を含む．種子に含まれる多糖類の食物繊維により，便をやわらかくする緩下作用が期待される．

[目的] 咳止め，滋養強壮，便秘，ダイエットなど．

[有効性] （一般的な食品として）有効性を示唆する報告はない[1]

📖**ワンポイントアドバイス**：オオバコの成熟した種子はシャゼンシといい，消炎，利尿の作用が知られている．

◉大麦【barley】

[概要] 大麦には多糖体の水溶性食物繊維である β-グルカンが多く含まれ，食物繊維としての作用が注目されている．大麦β-グルカンを含む商品が機能性表示食品として市販されている．

[目的] 糖尿病，LDL コレステロール低下，腸内環境改善など．

[有効性] （大麦β-グルカンを含む機能性表示食品として）糖の吸収をおだやかにする，血中コレステロールが高めの人のコレステロールを低下させる，お腹の調子を整えるなど．（一般的な食品として）高コレステロール血症，胃癌の予防[1,2]．

📖**ワンポイントアドバイス**：大麦のなかにはフィチン酸を含むものがあるため，ミ

C. サプリメント概要一覧

ネラルの吸収が減弱する可能性があり，注意が必要．

◉オールスパイス（ピメント）【allspice】

[概要] フトモモ科の常緑樹．香辛料として広く使用される．オイゲノールという精油成分を含む．消化不良によいとして，料理に使われることがある．

[目的] 消化不良，嘔吐・下痢，風邪など．

[有効性] 有効性を示唆する報告はない[2]．

◉オクタコサノール（ポリコサノール）【octacosanol】

[概要] 米糠・胚芽・果物の外皮などのロウに含まれる物質から抽出して得られるポリコサノールの一種．ポリコサノールは炭素数 20 以上の高級脂肪族アルコール類の総称．オクタコサノールの炭素数は 28 である．

[目的] 持久力向上，筋肉痛の軽減，ストレス緩和など．

[有効性]（総称であるポリコサノールとして）血行不良による足の痛みの軽減[2]．

◉オリーブ（オレイフ）【olive】

[概要] 南ヨーロッパ，北アフリカ原産の常緑高木．オリーブオイルとして，オリーブの実は広く食されている．オリーブオイルは他の植物油に比べてオレイン酸の含有量が多く，循環器系疾患のリスクを減らす可能性が示唆されている．オリーブ油の摂取量が多い地中海沿岸諸国の人に動脈硬化性疾患が少ないことなどから，様々な研究が進められている．

[目的] 生活習慣病予防，美容，ダイエットなど．

[有効性] 便秘，高血圧症，高コレステロール血症，心筋梗塞発症のリスク低減，乳癌および大腸癌の発症リスク低減[1][2]．

📖❤ワンポイントアドバイス：オリーブオイルは腸のなかで食べ物の滑りをよくするといわれる．イタリアでは便秘には 1 杯のオリーブオイルがよいとされる．

◉オレガノ（ハナハッカ）【oregano】

[概要] シソ科の多年草．料理にも用いられるハーブ．香辛料としても使用される．一般的に殺菌，強壮，鎮静などがあるといわれている．

[目的] 高コレステロール，駆虫作用．

[有効性] 有効性を示唆する報告はない[2]．

3. サプリメント概要一覧

⊙オレゴングレープ（ヒイラギメギ）【oregon grape】

[概要] メギ科のヒイラギに似た植物. 米国オレゴン地方で古くから使われている. ベルベリンを含むことから, 血糖値を下げるために使用されることがある.

[目的] 糖尿病予防, 消化器潰瘍, 抗菌など.

[有効性] 乾癬の改善 [*2].

📖**ワンポイントアドバイス**：妊婦・授乳婦は摂取を避けたほうがよい.

⊙カウヘイジ（八升豆［ハッショウマメ］, ムクナ）【cowhage】

[概要] マメ科に属するつる性の一年草. 名前の由来は一本から八升の豆が収穫できるからといわれている. 豆にはL-ドパが含まれている.

[目的] パーキンソン病, モチベーションアップ.

[有効性] 有効性を示唆する報告はない [*2].

📖**ワンポイントアドバイス**：L-ドパを含むため, パーキンソン病の治療を受けている患者には注意し, 妊婦は避けたほうがよい.

⊙カカオ（ココア）【cocoa】

[概要] カカオは南米原産のアオイ科の常緑性小高木. 種子を発酵させたものを原料に, チョコレートやココアなどに加工して食用にする. 若干カフェインを含む. 近年ではカカオに含まれるポリフェノール類の抗酸化作用が注目され, ポリフェノール含有量が高いカカオ製品が販売されている. また, カカオフラバノールという成分が機能性表示食品として販売されている.

[目的] 高血圧, 癌予防, ダイエットなど.

[有効性]（カカオフラバノールを含む機能性表示食品として）血圧が高めな人の健康な血圧をサポートすることが報告されている.（一般的な食品として）高血圧症 [*1][*2].

⊙垣根芥子［カキネガラシ］（ヘッジマスタード）【hedge mustard】

[概要] ヨーロッパ, アジア西部原産のアブラナ科の1～2年草. 花に強心配糖体を含む.

[目的] 尿路疾患, 咳, 慢性気管支炎など.

[有効性] 有効性を示唆する報告はない [*2].

⊙カスカラ（カスカラサグラダ）【cascara sagrada】

[概要]北米西部が原産の落葉低木クロウメモドキ科の樹木の皮. インターネッ

ト上ではカスカラの樹皮を含むサプリメントが販売されている．しかし，日本では樹皮が「専ら医薬品として使用される成分本質（原材料）」に指定されるため，食品に添加することはできない．米国FDAにおいて緩下薬として許可されていたが，有効性および安全性に関する科学的根拠が不十分として2002年に取り消された．

[目的] デトックス，毒素排出，便秘など．

[有効性] 便秘[*2].

📖🏷️**ワンポイントアドバイス**：生薬のなかには専ら医薬品として使用されるものがあり，それらは食品には使用できない．サプリメントのなかに，医薬品として使用されるものが含まれている場合には医薬品医療機器法違反となる．患者からサプリメントについて相談された際には，含有成分が医薬品かどうかを判別できるようにするとよい．

⊙カフェイン【caffeine】

[概要] コーヒー，様々な茶，清涼飲料水，チョコレートなどに含まれる．片頭痛に対する医薬品として承認されている．興奮作用があり，眠気があるときの集中力増加によく使用される．

[目的] 眠気があるときの集中力向上，ダイエット，筋肉トレーニング効果増強など．

[有効性] 日常的な摂取により注意力・認知能力低下を予防[*1*2]．睡眠不足に伴う精神活動低下および注意力低下の回復[*1]．片頭痛，手術後の頭痛，緊張性頭痛，喘息，2型糖尿病の予防，食事後の低血圧の改善[*2]など．

📖🏷️**ワンポイントアドバイス**：エナジードリンクと呼ばれる清涼飲料水には多くのカフェインが入っており，市販されている医薬品の用量を超えるカフェインを摂取する可能性がある．最近ではカフェイン入り清涼飲料水の多飲による死亡事故も報告された．

⊙カミツレ（カモミール，ジャーマン・カモミール）【german chamomile】

[概要] キク科の一年生．カモミールとしてハーブティーが広く知られている．民間での効用は多岐にわたる．外傷，日焼け・やけどなどの治療に外用薬としても用いられる．ドイツのコミッションEでは治療目的での使用が承認されている．

[目的] 消化不良，不眠，抗炎症作用，鎮静作用，抗菌作用など．

[有効性] （外用として）放射線療法やある種の化学療法による粘膜の炎症の予

防および治療 [1,2]．（一般的な食品として）疝痛，下痢，消化不良 [2]．

📖**ワンポイントアドバイス**：不安を抑えたり，鎮静作用があるといわれる．眠れない夜にすぐに睡眠薬を服用するのではなく，カモミールのハーブティーを試してみるとよい．すでに睡眠薬を服用している場合は，作用が強く出るおそれがあり，併用は避けたほうがよい．

◉ガラナ豆（ガラナブレッド）【guarana】

[概要] 中南米アマゾンに自生．疲労回復や興奮作用を期待して茶やコーヒーのような飲料として利用されてきた．ガラナは種子のカフェイン含有量が多い植物．カフェインは p.131 ページ参照．

[目的] 強壮作用，疲労回復，ストレス解消など．

[有効性] 有効性を示唆する報告はない [2]

📖**ワンポイントアドバイス**：ガラナ飲料は北海道でよく飲まれる．カフェインを多く含んでいる点には注意が必要．

◉カリウム【potassium】

[概要] 必須ミネラルのひとつ．野菜・果実に多く含まれる．錠剤，カプセル剤などの形状の加工食品は栄養機能食品として流通させることはできない．

[目的] むくみ解消，高血圧症の予防と改善など．

[有効性]（栄養機能食品として）840〜2,800 mg のカリウムが含有されていれば，「正常な血圧を保つのに必要な栄養素」と明記できる．（一般的な食品に含まれる成分として）高カルシウム血症の改善，高血圧の予防と治療，脳卒中の予防 [1,2]．低カリウム血症の治療と予防 [1]．

📖**ワンポイントアドバイス**：腎機能が正常な人は積極的に摂取したほうがよい．腎機能が悪い人やカリウムを体内にとどめる薬剤（カリウム保持性利尿薬など）を服用している患者では高カリウム血症に注意する．

◉カルシウム【calcium】

[概要] 必須ミネラルのひとつで体内で最も多いミネラルである．乳製品，魚介類，大豆に多く含まれる．長期にわたってカルシウムの摂取量や吸収量が不足すると骨粗鬆症を引き起こすことから，骨を丈夫にするといわれている．適切に摂取すればおそらく安全であるが，過剰摂取により泌尿器系結石の形成，ミルクアルカリ症候群などの障害を起こす可能性がある．

[目的] 骨粗鬆症予防, 骨密度の増加, イライラの抑制など.

[有効性] (栄養機能食品として) 204～600 mg のカルシウムが含有されていれば,「骨や歯の形成に必要な栄養素」と明記できる. 低カルシウム血症, 閉経前後の女性における骨量減少の予防, 骨粗鬆症の治療, カルシウム摂取不足の女性の妊娠に伴う高血圧および子癇前症における血圧減少[*1*2]など.

📖ワンポイントアドバイス: カルシウムはマグネシウムとバランスよく摂取するとよい. 骨粗鬆症の予防と治療ガイドライン 2015 年版では, 急激に血清カルシウム濃度が上昇する可能性があるとして, サプリメントとして 1 回 500 mg 以上の摂取をしないように注意することと記述されている[*6]. また, 骨粗鬆症治療薬を服用している患者のカルシウム摂取には注意が必要.

⦿カレンジュラ (キンセンカ, マリーゴールド)【calendula】

[概要] 南ヨーロッパ原産のキク科の 1 年草または越年草. カロテノイドの一種であるルテインを含む. 堕胎作用があるため, 妊娠中, 妊娠を希望する女性は摂取を避けたほうがよい.

[目的] 抗炎症作用, 抗酸化作用, 日焼けなど.

[有効性] (一般的な食品として) 有効性を示唆する報告はない[*2]. (食品に多く含まれるルテインとして) 食事から多く摂取した場合に, 手術が必要なほどの白内障, 加齢黄斑変性症のリスク低減[*1*2]など.

📖ワンポイントアドバイス: カレンジュラ (マリーゴールド) はルテインを多く含む. 日本眼科学会の加齢黄斑変性の治療指針では, 加齢黄斑変性の前駆病変および萎縮型に対して, AREDS に基づくサプリメント摂取を推奨している. ルテインはこの AREDS に含まれ, 加齢黄斑変性に使用されることがある.

⦿甘草 [カンゾウ] (リコリス)【licorice】

[概要] マメ科の多年生草本. 根および走茎は生薬 (甘草) に利用される. 甘草が含有しているグリチルリチン酸は甘草エキスとして既存添加物 (甘味料) としての使用が認められている. 甘味料などの食品添加物として摂取する場合にはおそらく安全であるが, 多量に長期間摂取した場合には, 血圧の上昇や重篤な低カリウム血症などを起こす可能性がある. 甘草に含まれるフラボノイドの一種であるグラブリジンは甘草グラブリジンと呼ばれ, 機能性表示食品が市販されている.

[目的] ダイエット, 胃潰瘍, 胃炎など.

[有効性] (機能性表示食品として) 体脂肪が気になる人および肥満気味の人の体

脂肪の増加を抑える．（一般的な食品として）消化不良 [1][2].

📖❤️**ワンポイントアドバイス**：リコリス菓子は北欧を中心に，海外では広く知られている．甘草に含まれるグリチルリチン酸は，過剰摂取により偽アルドステロン症を引き起こす可能性がある．甘草が含まれる食品やサプリメントを大量に摂取するのは避けたほうがよい．

◉ガンマーリノレン酸【gamma linolenic acid】
[概要] 食事由来の n-6 系の多価不飽和脂肪酸．体内でリノール酸から合成される．月見草油には多く含まれているが，食品にはあまり含まれていない．

[目的] アトピー性皮膚炎，ダイエット，生活習慣病予防など．

[有効性] 糖尿病性神経障害 [1][2]．関節リウマチの症状軽減 [1].

◉キカラスウリ（トウカラスウリ）【chinese cucumber】
[概要] ウリ科の多年生つる草，ハーブ．果実・種子・根が主に利用される．果実・種子を適切に摂取する場合は安全性が示唆されているが，根を摂取することはおそらく危険である．堕胎作用を有する可能性があるので，妊娠中の摂取は避けたほうがよい．

[目的] HIV 感染，糖尿病，咳など．

[有効性] 有効性を示唆する報告はない [2].

◉キトサン【chitosan】
[概要] カニ殻などから抽出される不溶性の食物繊維であるキチンをアルカリで脱アセチル化したもの．キチンからの脱アセチル化度は 60% 以上とされるので，実際にはキチンも含まれ，キチン・キトサンとして扱われることが多い．

[目的] ダイエット，脂肪吸収抑制など．

[有効性]（特定保健用食品として）コレステロール吸収抑制による LDL コレステロールの低下．（一般的な食品として）腎不全患者や血液透析患者に対して，コレステロール値を低下させる，貧血の改善，体力，食欲，睡眠の改善 [1][2]．歯周炎 [2].

📖❤️**ワンポイントアドバイス**：甲殻類から抽出されるものが多く，甲殻類にアレルギーを持つ場合は注意が必要．甲殻類から抽出しない植物性のキトサンもあり，アレルギーを持つ人はそれらを試してみるのもよい．

C. サプリメント概要一覧

◉ギムネマ（ギムネマシルベスタ）【gymnema】

[概要] 中国南部，台湾，インドなどに分布する常緑つる性植物．糖尿病の症状に対して，古くから使用されてきた．主成分のギムネマ酸は，甘味を感じにくくする作用をもち，腸管での糖の吸収も抑制するといわれる．ギムネマは機能性表示食品として市販されている．

[目的] 糖尿病，血糖値上昇抑制，ダイエット，虫歯予防など．

[有効性]（機能性表示食品として）食後の血糖値の上昇を抑える，食後の血中中性脂肪値の上昇を抑える．（一般的な食品として）有効性を示唆する報告はない[2]．

◉キャッツクロー（サメント）【cat's claw】

[概要] アマゾン原産のつる性アカネ科の一年草のハーブ．小枝から出る葉柄の付け根に，ネコの爪のような形の鉤が突き出ていることが名前の由来．

[目的] 痛風，リウマチ，免疫力向上など．

[有効性] 特定の製品または抽出物を摂取した場合に限り，変形性関節症や関節リウマチの症状軽減[1,2]．

📖✎ <u>ワンポイントアドバイス</u>：キャッツクローは CYP3A4 を阻害するため，多くの医薬品と相互作用がある．また，堕胎作用を持つ可能性があり，妊婦の摂取は避けたほうがよい．

◉キャットニップ（イヌハッカ，チクマハッカ）【catnip】

[概要] シソ科の一年生または多年生草本．ハーブティーだけでなく，料理にも使われる．

[目的] 解熱，鎮痛，消化不良など．

[有効性] 有効性を示唆する報告はない[2]

◉キャラウエイ（ヒメウイキョウ，クミン）【caraway】

[概要] セリ科の 2 年生草のハーブ．ドイツのコミッション E では，種子とキャラウェイ油の消化不良への使用が承認されている．

[目的] 消化不良，風邪など．

[有効性]（他のハーブとの併用で）消化不良，胸焼け[1,2]．

◉魚油（DHA，EPA を含む）【fish oil】

[概要] n-3 系脂肪酸の DHA（p.114 ページ）と EPA（p.115 ページ）を豊富に含む．

📖**ワンポイントアドバイス**：魚油のサプリメントは酸化しやすいので，腐敗臭を感じた際には，摂取を控える.

⦿**キラヤ**（チャイナバーク，シャボンの木）【quillaia】

[概要]ペルーおよびチリ原産のバラ科の植物．樹皮が食品や製造業（発泡剤）に利用される．タンニン，サポニンなどを含む.

[目的]消臭，気管支炎など.

[有効性]有効性を示唆する報告はない[*2].

⦿**グアガム**（グアーの種子）【guar gum】

[概要]マメ科グアーの種子・胚乳部から得られる水溶性食物繊維．食品添加物（増粘剤）として広く利用される．グアガムを分解して得られる食物繊維はグアガム分解物として便通を改善する特定保健用食品に利用される.

[目的]整腸作用，血糖値上昇の抑制など.

[有効性]（特定保健用食品として）便通の改善．（一般的な食品として）高コレステロール血症，便秘[*1*2]．高トリグリセリド血症，糖尿病[*1]．過敏性腸症候群の胃の痛み，高血圧症[*2].

⦿**クコ**（クコシ，クコヨウ）【lycium】

[概要]中国原産のナス科の落葉低木．果実，葉，根皮は古くから漢方薬や民間薬として利用されてきた．カロテノイド，ベタイン，ビタミン B_1・B_2，リノレン酸，アミノ酸および多種類のミネラル，微量元素などが含まれる.

[目的]美容，アンチエイジング，滋養強壮など.

[有効性]有効性を示唆する報告はない[*2].

📖**ワンポイントアドバイス**：滋養強壮剤としてよく利用される．クコに含まれるベタインは月経促進や人工中絶薬の作用があるため，妊娠中は摂取しないほうがよい.

⦿**葛**［クズ］【kudzu】

[概要]マメ科のつる性植物．葛の根は葛根湯（カッコントウ）の原材料として古くから利用されている．葛の花由来イソフラボンを含む葛の花エキスが特定保健用食品として販売されている.

[目的]生活習慣病予防，更年期障害．血流改善など.

[有効性]（葛の花エキスを含む特定保健用食品として）お腹の脂肪が気になる人，お腹周りやウエストサイズが気になる人，体脂肪が気になる人，肥満が気になる人に適する．（一般的な食品としては）有効性を示唆する報告はない[2]．

📖🔖**ワンポイントアドバイス**：葛は葛根湯の原材料として，また民間療法の葛湯として古くから使用されてきた．葛は血流をよくし，体を温める効果や筋肉のコリをほぐす効果などが知られている．

◉グッグル（ガムググル）【guggul】

[概要] インドや近東原産の棘がある植物．古くからアーユルヴェーダで使用されてきた．

[目的] 生活習慣病予防，関節痛，美容など．

[有効性] にきび[2]．

📖🔖**ワンポイントアドバイス**：子宮収縮作用があるため，妊娠中は摂取を避けたほうがよい．

◉クランベリー（ツルコケモモ）【cranberry】

[概要] つる性で常緑の細長い茎をつける灌木．赤色の実をつける．アントシアニン類，フラボノール配糖体，カテキンなどを含む．

[目的] 膀胱炎，美容，風邪の予防など．

[有効性] 尿路感染症の予防[1,2]．失禁患者の尿の消臭[1]．

📖🔖**ワンポイントアドバイス**：クランベリージュースは民間療法として，膀胱炎によいとされる．ただし，妊娠中は避けたほうがよい．

◉グリーンコーヒー【greencoffee】

[概要] コーヒーの生豆または，焙煎せずに，生豆のまま成分を抽出した飲み物を指す．コーヒーに含まれるクロロゲン酸は熱に不安定のため，焙煎していないグリーンコーヒーはクロロゲン酸を豊富に含むといわれる．クロロゲン酸を関与成分とした特定保健用食品が市販されている．

[目的] 生活習慣予防，ダイエットなど．

[有効性]（コーヒークロロゲン酸を関与成分とする特定保健用食品として）脂肪を消費しやすくなる．（一般的な食品として）有効性を示唆する報告はない[2]．

⊙クリシン【chrysin】

[概要] ポリフェノールに属するフラボノイドのひとつで，トケイソウ，チャボトケイソウ，ソリザヤノキ，ヒラタケ，ハチの巣などに含まれる．体力増強，筋力アップなどを目的としたサプリメントが海外では市販されている．

[目的] 運動パフォーマンス向上，筋力アップなど．

[有効性] 有効性を示唆する報告はない[2]．

⊙グルコサミン硫酸塩【glucosamine sulfate】

[概要] 軟骨組織を構成するアミノ酸．工業的にはカニやエビなどの甲殻からつくられる．妊娠中，授乳中は使用を避ける．

[目的] 骨関節炎の予防および関節の痛みや動きを改善する．

[有効性] 骨関節炎，変形性関節症[1,2]．

📖 ワンポイントアドバイス：甲殻類から抽出されるものが多く，甲殻類にアレルギーを持つ場合は注意が必要．近年は植物を発酵させてつくられているものもある．糖尿病の人は血糖値に影響を与える可能性があり，特に注意する．

⊙グルコマンナン（コンニャクマンナン）【glucomannan】

[概要] 針葉樹の細胞壁やコンニャク芋に多く含まれる水溶性中性多糖類．胃のなかで水を吸って膨れる性質があるといわれる．

[目的] ダイエット，便秘，コレステロール吸収抑制など．

[有効性] 糖尿病患者の血中コレステロール低下[1,2]．肥満成人の血糖値低下，体重減少，血中コレステロールおよびトリグリセリドの低下，糖尿病患者のインスリンや治療薬の使用量低減[1]．便秘，高コレステロール血症[2]．

⊙グルタミン【glutamine】

[概要] グルタミン酸とアンモニアから生合成されるアミノ酸．生体内ではアミノ基転移酵素の基質として種々の生体機能にかかわっている．

[目的] 筋力アップ，疲労回復，健康増進など．

[有効性] HIV感染者における衰弱[1,2]．放射線療法中の食道癌患者におけるリンパ球数低下の予防，癌化学療法による粘膜の炎症（口内炎）[1]．重度のやけどや肺障害の患者の感染リスクの低下[2]．

C. サプリメント概要一覧

⊙グレープフルーツ【grapefruit】

[概要] 柑橘系の果実. ビタミンC, 食物繊維, カリウム, ペクチンなどの栄養素が豊富. 多くの医薬品と相互作用を持つ. 併用を避けたほうがよい薬剤はクロザピン, クロミプラミン塩酸塩, エチゾラムなど.

[有効性] 有効性を示唆する報告はない[*2].

⊙グレープフルーツ種子抽出物【grapefruit seed extract (GSE)】

[概要] グレープフルーツシードエクストラとも呼ばれる. 添加物や天然の防腐剤として使用される. 欧米ではグレープフルーツ種子抽出物そのものがサプリメントやサプリメントとして流通している. 種子抽出物であってもグレープフルーツ同様に多くの医薬品と相互作用を持つ点に注意が必要.

[目的] 感冒の症状緩和, 整腸作用, 外用で除菌など.

[有効性] 有効性を示唆する報告はない[*2].

⊙クロム【chromium】

[概要] 糖代謝, 脂質代謝を維持するのに必要不可欠なミネラル. 血糖値の調節に関与している. 食品に含まれているのは3価クロムである. 食品から適切に摂取すればおそらく安全. 過剰に摂取すると, 嘔吐, 腹痛, 下痢などを起こすことがある. また, 6価クロムは非常に毒性が高く, 皮膚炎や肺癌を起こすことがある.

[目的] 生活習慣病予防, ダイエットなど.

[有効性] 2型糖尿病, β-ブロッカー薬剤使用患者における血中HDLコレステロールの低下[*1*2], クロム欠乏[*2].

📖**ワンポイントアドバイス**:2型糖尿病に対して200〜1,000μg投与した場合に有効性が示唆されているが, 成人男性の一日の摂取基準が約35μgであることを考慮すると, かなり多量である. 糖尿病の人が, 自己判断でサプリメントからクロムを摂取するのは避けたほうがよい.

⊙クロレラ【chlorella】

[概要] 淡水に生息する藻. ビタミンKを多く含む. 最近では青汁などのサプリメントとして利用されている.

[目的] 免疫力向上, 糖質などの吸収抑制, 貧血など.

[有効性] 有効性を示唆する報告はない[*2]

📖 **ワンポイントアドバイス**：抗酸化作用や免疫活性化作用があるといわれるが，現在のところ裏づけるデータはない．ビタミンKによるワルファリンとの相互作用は広く知られている．他にもカリウムを多く含むことから，カリウム保持性利尿薬など一部の薬剤と併用すると，高カリウム血症になるおそれがある．また，鉄を多く含み，鉄の摂取制限をしている人や鉄剤をすでに服用している人では鉄の過剰摂取となるおそれがある．

⊙ケール（ハゴロモカンラン，キャベツ）【kale】

[概要]　地中海原産アブラナ科の野菜．キャベツの変種．若い葉が青汁として使用される．ビタミンKをはじめ様々な栄養素を含んでいる．

[目的]　生活習慣病予防など．

[有効性]　有効性を示唆する報告はない [2]

📖 **ワンポイントアドバイス**：ケールは多くの栄養素を含む．どんな栄養素がどれくらい含有されているのか，分析表を確認するとよい．

⊙ゲッケイジュ（ローレル）【sweet bay】

[概要]　くすのき科樹木，料理用ハーブとして使用される．果実に含まれる精油は整髪料の香りや虫除け，抗菌剤として利用されている．精油にはシネオール，メチルオイゲノールなどが含まれる．

[目的]　健胃作用など．

[有効性]　有効性を示唆する報告はない [2]．

⊙ケフィア（ヨーグルトキノコ）【kefir】

[概要]　発酵乳の一種．乳をケフィアグレインと呼ばれる乳酸菌と酵母で発酵させたもの．ヨーグルトキノコとも呼ばれる．特別な効果を期待しての過剰摂取は避けたほうがよい．

[目的]　血圧低下，腸内環境改善など．

[有効性]　有効性を示唆する報告はない [2]

📖 **ワンポイントアドバイス**：一般的に医薬品との相互作用が問題となることはほとんどないといわれる．

⊙ケルセチン（クエルセチン）【quercetin】

[概要]　ビタミンPの一種，フラボノイド．ケルセチン配糖体として，特定保

C. サプリメント概要一覧

健用食品や機能性表示食品が市販されている.

[目的] ダイエット，血流改善，アレルギー改善など.

[有効性] （特定保健用食品として）脂肪分解酵素を活性化させるケルセチン配糖体の働きにより，体脂肪を減らすのを助ける．（機能性表示食品として）グルコサミン塩酸塩，コンドロイチン硫酸，ケルセチン配糖体の3成分の組み合わせには移動時の膝関節の悩みを改善することが報告されている．（一般的な食品として）慢性の非感染性前立腺炎の痛みの軽減[*1*2].

◉紅茶【black tea】

[概要] カフェインを含むが，コーヒーよりは含有量が少ない．カフェインについては p.131 ページ参照．一般的な「茶」としては p.124 ページ参照．

◉コーヒー【coffee】

[概要] アカネ科の樹木，カフェインやポリフェノールなどを含む．カフェインについては p.131 ページ参照．世界中で広く飲用されている．近年では抗酸化能や癌の予防について注目されている．ドイツのコミッション E では，急性の下痢や口腔内粘膜の炎症に対して，治療目的での使用が承認されている．

[目的] 眠気覚まし，集中力向上，癌予防など.

[有効性] （コーヒーに多く含まれるカフェインとして）有効性はカフェイン（p.131 ページ）を参照．（コーヒーとして）結腸直腸癌のリスクを低減する，パーキンソン病の予防または抑制，胆石予防，2型糖尿病のリスク低減[*2]など.

◉コーンシルク（トウモロコシ）【corn silk】

[概要] トウモロコシの穂の先端から出ているヒゲ．コーンシルク茶として摂取することがある．ビタミン K を含む.

[目的] 利尿作用，むくみ解消など.

[有効性] 有効性を示唆する報告はない[*2].

◉虎杖［コジョウ］（イタドリ，スカンポ，サイタズマ）【hu zhang, fleece flower】

[概要] タデ科の多年草．根茎はコジョウコンという漢方薬に使用される．根茎は専ら医薬品として使用される成分本質のため，サプリメントとして流通することはできない．若い芽は酸っぱいが食べられる．近年，ポリフェノールの一種

3. サプリメント概要一覧

141

で抗酸化力が高いとされるレスベラトロールがイタドリに含まれていることが判明し，イタドリを含んだサプリメントが市販されている．

[目的] 日々の健康増進，関節硬化症，月経困難症など．

[有効性] 有効性を示唆す報告はない[2]．

⊙コンドロイチン硫酸【chondroitin sulfate】

[概要] 軟骨，結合組織，粘液に含まれるムコ多糖類の一種．ナトリウム塩は食品添加物．一部の機能性表示食品のなかに機能性関与成分として含まれている．

[目的] 関節痛改善，動脈硬化予防など．

[有効性]（コンドロイチン硫酸を含む機能性表示食品として）グルコサミン塩酸塩，コンドロイチン硫酸，ケルセチン配糖体の3成分の組み合わせには移動時の膝関節の悩みを改善することが報告されている．（一般的な成分として）ヒアルロン酸ナトリウムと併用して白内障の術後処置[1,2]．点眼薬としてドライアイ[1]．変形性関節症の痛みの軽減，尿路感染症[2]．

⊙コンブ（ケルプ）【laminaria】

[概要] 褐藻類コンブ科の海藻の総称．食物繊維，鉄分，ヨウ素，カルシウムなどを含む．海藻由来の低分子化アルギン酸ナトリウムは特定保健用食品として販売されている．

[目的] 動脈硬化予防，血行促進など．

[有効性]（特定保健用食品として）コレステロールの吸収をしにくくし，お腹の調子を整える作用がある．（一般的な食品として）有効性を示唆する報告はない[2]．

⊙サーチ（沙棘［サジー］，サージ，ウミクロウメモドキ，サクリュウカ）【sea buckthorn】

[概要] アジア原産のグミ科植物．有刺の落葉性低木または高木，オレンジ色の実をつける．サーチの実はジャム，ジュースなどに加工されている．葉は健康茶として摂取されることがある．

[目的] 美容，風邪，疲労回復，肝機能改善，アレルギー改善など．

[有効性] 有効性を示唆する報告はない[2]．

📖ワンポイントアドバイス：近年，血流改善作用や抗酸化作用，肝臓の線維化予防に関する報告があり，注目を浴びている．肝臓によさそうなサプリメントでも，肝臓にすでに疾患がある場合は安易な使用を避けたほうがよい．肝臓によいとい

C. サプリメント概要一覧

われるサプリメントや医薬品（ウコン, シジミ, ウルソデオキシコール酸など）で, 肝臓の機能を逆に悪化させることも少なくなく, 注意が必要.

◉サイリウム（ブラックサイリウム）【blond psyllium】

[概要] オオバコ科の植物の種子外皮を粉砕したもの. 粘性の強い食物繊維を多く含む. ブロンドサイリウム由来の特定保健用食品が市販されている. ドイツのコミッションEでは, ブロンドサイリウムの種子および種皮について, 慢性便秘, 便を軟らかくして排便を容易にすることが望まれる疾患（裂肛, 痔核など）, 下痢の補助的治療, 過敏性大腸の治療に対する利用が認められている.

[目的] 便秘, 生活習慣病予防など.

[有効性]（特定保健用食品として）お腹の調子を整える.（一般的な食品として）便秘, 高コレステロール血症のコレステロール低下, 糖尿病患者の血糖値低下, 下痢や痔核の軽減, 高血圧症, 過敏性腸症候群, 潰瘍性大腸炎の再発予防[*1*2]など.

📖ワンポイントアドバイス：妊婦は摂取を避けたほうがよい. 実際に便秘薬としても用いられる成分のため, 他の便秘薬と併用すると, 作用が重複し, 腹痛や下痢などを起こすおそれがあり, 注意が必要. 多量に摂取するとジギタリス製剤などの一部の薬剤が十分に吸収されず, 作用が弱まるおそれがある. サイリウムは十分な水とともに摂取しないと, のどや食道にとどまり, 危険である.

◉ザクロ（サンセキリュウ, セキリョウ）【pomegranate】

[概要] ザクロ科の果樹, ビタミンC, 抗酸化物質を豊富に含む. 薬用部分は果実（石榴果皮＜セキリュウカヒ＞）, 樹皮, 根皮（石榴皮, 石榴根皮）. 成分としては有害なアルカロイドと高濃度のタンニンを含むため過剰な摂取は避けたほうがよい. 特に根などは薬剤師など専門家の指導のもとに使用したほうがよい.

[目的] 更年期障害, 不妊改善, ダイエットなど.

[有効性] 有効性を示唆する報告はない[*2]

📖ワンポイントアドバイス：ザクロにはタンニンが多く含まれる. タンニンは大量に摂取すると, 嘔吐や下痢などを引き起こすおそれがあるほか, 他の物質の吸収を阻害する可能性もあることから, 医薬品やサプリメントをザクロジュースで飲むことは避けたほうがよい.

◉サルサパリラ（サルサ）【sarsaparilla】

[概要] 西インド諸島と米熱帯地域が原産の多年生つる性植物, ハーブとして

3. サプリメント概要一覧

使用される.

　[目的] 滋養強壮, 運動能力の向上など.

　[有効性] 有効性を示唆する報告はない[*2].

⊙サンザシ（オオミサンザシ）【hawthorn】

　[概要] バラ科サンザシ属の赤い実の植物. 山査子（サンザシ）という生薬に利用される. サンザシには中国漢方で古くから使用されたオオミサンザシや循環器系疾患に対する作用が期待されているセイヨウサンザシなど, 複数の種類が存在する. 漢方薬の啓脾湯, 加味平胃散などに含まれる.

　[目的] 消化不良, 血中コレステロールの低下など.

　[有効性]（生薬の山査子として）健胃, 消化促進作用.（一般的な食品として）軽度から中等度の心不全症状を改善[*2].

　📖ワンポイントアドバイス：生薬とサプリメントは成分が同じであっても, 純度や製法が異なるため, 一概に同様の効果が得られるわけではない.

⊙ジアオグラン（アマチャヅル）【jiaogulan】

　[概要] ウリ科の多年草, 葉を採集して日干しにし, 薬用部分として使用する. 生薬名は七葉胆. 葉には薬用人参と同じ構造を持つサポニンが含まれている. 別名のアマチャヅル（甘茶蔓）という名のとおり, ほのかに甘いお茶として飲用されている.

　[目的] 滋養強壮, 抗ストレス, 胃潰瘍など.

　[有効性]（生薬として）気管支炎, 消化性潰瘍など.（一般的な食品として）コレステロール値の低下[*2].

⊙地黄［ジオウ］【rehmannia】

　[概要] ゴマノハグサ科ジオウ属植物の根茎. 生薬の「地黄」として漢方薬に使用され, 四物湯や炙甘草湯に配合されている. 米国ではサプリメントとして市販されている.

　[目的] 腎機能向上, 糖尿病など.

　[有効性]（生薬として）血流改善, 強壮, 鎮痛, 鎮静など.（一般的な食品として）有効性を示唆する報告はない[*2].

C. サプリメント概要一覧

◉ジャイアントフェンネル（アサフォティアダ，阿魏［アギ］）【Asafoetida】

［概要］セリ科の多年草．独特の芳香，苦味を有する．食品の着香に使用される．中枢神経系疾患，感染性胃腸炎，炎症性消化器疾患に罹患している人は使用を避けたほうがよい．

［目的］喘息，消化器疾患など．

［有効性］有効性を示唆する報告はない[*2]．

📖ワンポイントアドバイス：小児，妊娠・授乳中の人は摂取を避けたほうがよい．

◉シャクヤク【peony】

［概要］ボタン科の多年草．根は古くから漢方薬に使用され，「専ら医薬品として使用される成分本質」に指定されている．そのため，シャクヤクの根を含む食品の流通は禁止されている．花は非医薬品．生薬としてのシャクヤク（芍薬）は芍薬甘草湯，当帰芍薬散などに含まれている．

［目的］肝炎，月経不順，冷えなど．

［有効性］（生薬のシャクヤクとして）鎮痛，鎮痙，収斂，緩和作用など．（一般的な食品として）有効性を示唆する報告はない[*2]．

📖ワンポイントアドバイス：シャクヤクの根は医薬品に該当するため，食品として流通することができない．かつて，とあるお茶の製品に含まれていることが問題となった．患者からサプリメントの相談があった際には，食品としての流通が許可されているものか注意する．

◉ジャンボラン（ムラサキフトモモ）【jambolan】

［概要］南アジアおよびオーストラリア原産のフトモモ科の常緑樹．血糖値を下げる作用があると注目されていたが，糖尿病に対して効果がないことが示唆されている．

［目的］糖尿病，痙攣など．

［有効性］有効性を示唆する報告はない[*2]．

◉ジュニパー（ジュニパーベリー）【juniper】

［概要］ヒノキ科の植物．蒸留酒のジンの香りづけに用いる．精油成分がアロマに用いられることがある．

［目的］胃炎，胸焼け，尿路感染症など．

［有効性］有効性を示唆する報告はない[*2]．

3. サプリメント概要一覧

145

⦿ショウガ【ginger】

[概要] ショウガ科の多年草．根茎は辛味と佳香があり，古くから香辛料として広く用いられている．根茎は健胃作用のある「生姜」として，漢方薬にも使用される．ドイツのコミッションＥは消化不良と乗り物酔いに対して使用を承認している．妊婦と6歳以下の小児は，乾燥した根茎を大量に摂取しないほうがよいとされている．胆石がある人はショウガを摂取する前に薬剤師などに相談したほうがよい．

[目的] 健胃作用，殺菌作用，風邪など．

[有効性] （生薬の生姜として）健胃作用．（一般的な食品として）つわりや術後の吐き気，嘔吐の軽減[1,2]．HIV治療に伴う吐き気・嘔吐の軽減，月経困難症，変形性関節症，めまい．

📖**ワンポイントアドバイス**：ショウガは，血行促進作用を持つほか，血液凝固系にも何らかの影響を及ぼすことが報告されている．普段の食事のなかで食べる程度であれば，問題はないが，血液凝固を阻害する薬剤の作用を強めることも考えられる．また，つわりの緩和に摂取されることがあるが，大量に摂取することは避ける．

⦿スルフォラファン【sulforaphane】

[概要] アブラナ科植物に含まれている化合物．ブロッコリー，カリフラワーに多く含まれる．

[目的] 花粉症，二日酔い予防，風邪予防など．

[有効性] 有効性を示唆する報告はない[2]．

⦿セージ（スパニッシュセージ）【sage】

[概要] ヨーロッパ南部，地中海沿岸地方が原産シソ科多年草．ハーブティーとして使用される．ドイツのコミッションＥでは，外用で鼻粘膜・喉の炎症に，経口摂取で多汗に対する使用を承認している．長期および過剰に摂取する場合には危険性が示唆されている．

[目的] 鎮静，疲労回復，消化不良，更年期障害改善など．

[有効性] アルツハイマー病の認識能の改善[1,2]．記憶力・注意力の回復，高コレステロール血症の改善，更年期障害[2]など．

C. サプリメント概要一覧

⊙セイヨウイソノキ（フラングラ）【alder buckthorn】

[概要]欧州から中央アジア原産クロウメモドキ科の落葉低木. 樹皮を利用する. アントラキノン配糖体を含むため瀉下作用を有する. 適量を短期間(8〜10日以内)で摂取することはおそらく安全であるが，長期間の摂取は危険性が示唆されている.

[目的] デトックス，便秘，美容など.

[有効性] 便秘の軽減[*1*2].

📖 **ワンポイントアドバイス**：小児，妊娠中・授乳中に摂取することはおそらく危険であり，避けたほうがよい.

⊙セイヨウカノコソウ（バレリアン）【valerian】

[概要] オミナエシ科多年草で白からピンクの特有の香りを持つ花をつける. 根や茎が利用される. 米国ではサプリメントとして販売されている. ドイツのコミッションEはセイヨウカノコソウの精神不安や不眠に対する使用を承認している.

[目的] 神経の緊張，不眠の改善，ストレスなど.

[有効性] 不眠症の改善[*1*2].

📖 **ワンポイントアドバイス**：同様の作用を持つとはいえ，サプリメントには有効成分の量にばらつきがあり，医療用医薬品の代わりにはならない. 薬を服用し，さらにサプリメントも，という併用は危険. 作用が強く出過ぎて翌日の生活に支障をきたしたり，症状に変動を生じたりすることもある. 睡眠薬や抗不安薬を服用している患者の安易な併用は避けたほうがよい.

⊙セイヨウシロヤナギ（ウィローバーク）【willow bark】

[概要] セイヨウシロヤナギとその近縁種はヤナギ科の落葉小高木. 樹皮に含まれるサリシンは，加水分解されてサリチル酸になり，消炎・鎮痛作用を持つ. 解熱鎮痛作用を期待して摂取する人が多い.

[目的] 抗炎症，関節痛など.

[有効性] 1週間以内での腰痛の軽減[*1*2].

📖 **ワンポイントアドバイス**：サリチル酸の胃腸障害には特に注意が必要.

⊙セイヨウダイコンソウ（ベネディクトソウ, アベンス, ゲウム）【avens】

[概要] バラ科の多年草，ハーブとして使用される. 根にゲインという物質を

3. サプリメント概要一覧

147

含む.

[目的] 解熱, 胃腸の不良など.

[有効性] 有効性を示唆する報告はない[*2].

⊙セイヨウタンポポ【dandelion】

[概要] 多年草. カリウム, ビタミンAなどを含む. 古来より消化器系の改善薬として民間療法などで使用されてきた. 近年は焙煎したタンポポの根を使用したタンポポコーヒーが市販されている. タンポポの根に含まれるクロロゲン酸化合物がコーヒーに似た風味といわれる. カフェインは含まない. ドイツのコミッションEでは葉および根が処方薬なしで治療目的で使用できるハーブとして承認されている. アレルギーには注意.

[目的] 利尿作用, 消化不良, 肝臓・胆管機能の回復など.

[有効性] 有効性を示唆する報告はない[*2].

⊙セイヨウトチノキ（種子）（マロニエ）【horse chestnut】

[概要] 落葉樹. 果実はとちの実. 日本では種子は原則として医薬品の扱いであり, セイヨウトチノミという生薬となる. 生薬としての効能は血行促進作用, 抗炎症作用が知られている. 生のものを口にするのは避けたほうがよい.

[目的] 足のむくみの解消など.

[有効性]（生薬のセイヨウトチノミとして）血行促進作用, 抗炎症作用など.（セイヨウトチノキ種子抽出物として）静脈瘤, むくみ, 血行不良の改善[*2].

⊙セイヨウヤドリギ（ミスルトウ）【european mistletoe】

[概要] セイヨウヤドリギは, 数種の木に成育する半寄生性の植物. 古くから伝統的な民間療法として, 痙攣発作, 頭痛などに使用されてきた. 俗に, 癌に効くなどといわれているが, 安全性や有効性はまだ証明されていないため, 注意が必要.

[目的] 癌の治療, 免疫力向上, 化学療法や放射線療法の副作用軽減など.

[有効性] 有効性を示唆する報告はない[*2].

📖 <u>ワンポイントアドバイス</u>：セイヨウヤドリギは血管を広げて血圧を下げる, 心臓の過剰な働きを鎮め, 動悸や頻脈を抑えるともいわれ, 中国ではソウキセイ（桑寄生）という名前で, 膝や腰の痛み, 手足のしびれや冷えなどに用いられることがある. まだまだ不明の点は多いが, 免疫や心臓の機能に影響を及ぼすことは否

C. サプリメント概要一覧

定できない．免疫系の疾患，心臓病，高血圧などがある患者，免疫抑制薬，降圧薬などを服用している患者は摂取を避けたほうがよい．

◉セラペプターゼ（カイコの酵素）【serrapeptase】

[概要] 蚕（カイコ）から採れる化合物．蚕が繭を分解するときに使うタンパク質分解酵素．かつて，慢性副鼻腔炎などを適応とした医療用医薬品として販売されていたが，現在では販売されていない．海外ではサプリメントとして販売されている．

[目的] 去痰，副鼻腔炎，抗炎症作用など．

[有効性] 副鼻腔手術後の顔の腫脹[*2]．

◉セレウス（月下美人）【cereus】

[概要] メキシコや中米が原産のサボテン科の多年草，ハーブ．

[目的] 狭心症，月経痛など．

[有効性] 有効性を示唆する報告はない[*2]．

◉セレン【selenium】

[概要] 微量元素，必要量と中毒量の範囲が極めて狭い．ねぎ，わかさぎ，いわしなどに多く含まれる．抗酸化システムの重要な役割を担う．日本人の食事摂取基準2015年版におけるセレンの推奨量は，18歳以上では，男性30μg/日，女性25μg/日であるが，日本人のセレンの平均摂取量は約100μg/日とされており，通常の食事から十分量を摂取できていると考えられる．そのためサプリメントでセレンを摂取している場合は過剰症に注意が必要である．

[目的] 老化防止，癌予防，有害ミネラルの排出など．

[有効性] 自己免疫性甲状腺炎，脂質異常症[*1*2]．セレン欠乏症の予防[*2]．

◉センシンレン（アンドログラフィス・パニクラータ）【andrographis】

[概要] インドやマレーシアに生育するキツネノマゴ科に属する1年草．白または桃色の鐘形の花をつける．堕胎促進作用を持つ可能性があるため，妊婦は摂取を避けたほうがよい．

[目的] 風邪予防，HIV，アレルギー症状改善など．

[有効性] 感冒，扁桃腺炎による発熱とのどの痛みの軽減，炎症性腸疾患の症状軽減[*2]．

⊙セントジョーンズワート（セイヨウオトギリソウ）【St. John's wort（SJW）】

[概要]アジア，北アフリカに分布する多年草．ハーブのひとつ．ドイツのコミッションEではうつ状態に対する使用を承認している．安全性については，光過敏症，睡眠障害，胃腸の不調などの副作用や様々な医薬品と相互作用を持つため，使用には注意が必要．

[目的]　うつ病や不眠症の改善，ストレス緩和など．

[有効性] 軽症あるいは中等症の抑うつ[1,2]．不安症の改善[1]．更年期障害や身体化障害の改善[2]．

📖ワンポイントアドバイス：セントジョーンズワートは薬物代謝酵素のCYP3A4およびCYP1A2を誘導するため，薬剤の効果を弱める．相互作用を持つ薬剤が非常に多いため，医薬品との併用は特に注意が必要．また，妊娠中・授乳中の摂取は避けたほうがよい．

⊙センナ（アレキサンドリア，チンネベリセンナ）【senna】

[概要]　アフリカ原産でアラビアからインドに分布するマメ科の常緑低木．小葉を生薬として用いる．生薬としてのセンナはセンノシドを含み，古くから下剤として使用されてきた．ドイツのコミッションEでは葉および莢の便秘への使用を承認している．ただし食品に使用可能な部分は茎のみである．センナに含まれるセンノシドは腸内細菌により代謝され，レインアンスロンという物質が生成される．この物質が大腸を刺激し，蠕動運動を活発にするといわれている．

[目的]　便秘，ダイエットなど．

[有効性](生薬として)便秘．（一般的な食品として利用が許可されている茎について）有効性を示唆する報告はない[1]．

📖ワンポイントアドバイス：センナの葉および果実は医薬品に分類されるため，サプリメントに使用してもいいのは茎の部分のみ．かつて食品に葉を利用し，ダイエット効果を謳った商品が販売された．サプリメントのなかに，医薬品として使用されるものが含まれている場合には医薬品医療機器法違反となる．患者が薬剤師にサプリメントについて相談した際には，含有成分が医薬品かどうかを判別できるようにする．また，妊婦・授乳婦は摂取を避ける．

⊙大黄［ダイオウ］（ルバーブ）【uzara，rhubarb】

[概要]　タデ科の薬用植物．生薬・漢方薬として使用されてきた．大黄の根茎は医薬品のため，食品に利用することができない．ただし，ルバーブと呼ばれる

栽培品種は欧州では野菜として食されている．大黄はセンナと同様にセンノシドを含む．センノシドは腸内細菌により代謝されて，腸の蠕動運動を活発にするといわれており，腸内細菌に影響を与える薬や食品などとは併用しないほうがよい．生薬として多くの漢方薬に配合されている．

[目的] 便秘，ダイエットなど．

[有効性] （生薬の大黄として）緩下，消炎，健胃作用など．（一般的な食品として）胃および腸の出血，口唇ヘルペス，腎障害[*2]．

📖ワンポイントアドバイス：妊婦・授乳婦は摂取を避けたほうがよい．

⊙大豆（枝豆，大豆に含まれる成分として大豆イソフラボン，エクオール，大豆レシチン）【soy】

[概要] 植物のなかでは唯一肉に匹敵するだけのタンパク質を含有する．近年では大豆イソフラボン類が注目されている．大豆イソフラボンは腸から吸収される際に，個人の腸内細菌の違いで，エクオールという成分で吸収される場合がある．一般的にエクオールとして吸収されたほうが，大豆イソフラボンとしての効果が高いといわれる．他に大豆に含まれる大豆レシチンはドイツのコミッションEにて，高コレステロールと肝臓失調に対する効果が承認されている．

[目的] 骨粗鬆症予防，腸内環境の改善，美容，更年期障害の改善など．

[有効性] （特定保健用食品として）大豆イソフラボン：骨のカルシウム維持に役立つ．大豆タンパク質：血清コレステロールを低下させる．大豆オリゴ糖：ビフィズス菌を増やして腸内の環境を良好に保つ．大豆ペプチド：コレステロールの吸収をしにくくする．（一般的な食品として）閉経前後の女性における骨粗鬆症の予防や更年期障害の低減，２型糖尿病患者の血糖値低下，乳癌発症リスクの低減[*1*2]など．

📖ワンポイントアドバイス：大豆イソフラボンは内閣府の食品安全委員会にて，一日の摂取上限が75mg，サプリメントでの一日の摂取上限は30mgとされている．いずれも配糖体から糖が外れたアグリコンとしての摂取上限である．サプリメントとして摂取する場合には，摂取上限を超えないように注意する．

⊙ダイダイ（ビターオレンジ）【bitter orange】

[概要] 柑橘系果実．皮，果実とも古くから薬用植物として利用されてきた．花や果皮には精油が含まれ，アロマセラピーにも利用される．エフェドリンに似た化合物シネフリンが果皮に含まれる．ドイツのコミッションEは消化器系に

対する使用を承認している．

[目的] ダイエット，胸やけ．鼻づまりなど．

[有効性]（外用として）体部白癬，陰股部白癬，足白癬[*1*2]．

◎タイム（タチジャコウソウ）【thyme】

[概要] 地中海沿岸地方原産．香料用などに栽培されるシソ科の常緑小低木．ハーブのひとつ．伝統的に薬用目的で使用される．薬用部分は全草．チモール，タンニン，サポニンなどを含む．ドイツのコミッション E は上気道感染症や咳止めに対する使用を承認している．

[目的] 感染症予防，鎮咳，ストレス緩和など

[有効性] 気管支炎の症状改善[*2]．

◎タマネギ【onion】

[概要] ユリ科の多年または二年草．ニンニクと同属．野菜として広く食されている．タマネギはケルセチン，硫化プロピル，硫化アリルなどを含んでいる．ケルセチンは p.140 ページ参照．一般的に血液をサラサラにする食べ物として知られており，血小板凝集抑制薬・抗血栓薬と相互作用を起こす可能性がある[*3]．

📖ワンポイントアドバイス：タマネギに含まれるケルセチンは薬物代謝酵素に影響を与えるため，医薬品との相互作用には注意が必要．

◎ダミアナ（トゥルネラ・アフロディジィアカ）【damiana】

[概要] トルネラ科の低木．日本では，ダミアナ葉は「専ら医薬品として使用される成分本質（原材料）」に該当する．ダミアナ摂取により流産する可能性があるため，妊娠中は摂取を避けたほうがよい．

[目的] ダイエット，滋養強壮，むくみ解消など．

[有効性] 有効性を示唆する報告はない[*2]

📖ワンポイントアドバイス：日本では医薬品として使用されるため，サプリメントには使用できない．海外から個人でサプリメントを購入している場合はそれが医薬品成分かどうか注意する．

◎タラ肝油（魚油）【cod liver oil】

[概要] タラの肝臓を原材料とする魚油の一種．DHA（p.114 ページ），EPA（p.115 ページ），ビタミン A（p.165 ページ），ビタミン D（p.167 ページ）を豊富に含む．飲

C. サプリメント概要一覧

料物に混ぜて摂取するほかに，肝油ドロップとしての摂取が広く知られている．

📖ワンポイントアドバイス：肝油ドロップとして摂取する際はビタミンAの過剰摂取とならないように目安量を守る．

⦿タンジン【danshen】
[概要]中国原産の多年草．茎は黄白色の柔毛と腺毛に覆われ，赤紫の根を持つ．ハーブのひとつ．古くから漢方（丹参）として根を乾燥させたものが使用される．日本では根は医薬品に分類されるため，食品に用いることはできない．
[目的] 動脈硬化予防，鎮痛，抗血栓など．
[有効性] 有効性を示唆する報告はない[2]．

⦿チェストベリー（セイヨウニンジンボク）【chasteberry】
[概要] 中央アジアおよび地中海地方原産の灌木状の低木．白い花をつける．女性のハーブとも呼ばれる．チェストベリーを原料とした，月経前症候群に適応を持つ要指導医薬品が市販されている．
[目的] 月経前症候群の改善，生理不順など．
[有効性] 月経前症候群，月経前不快気分症候群[1,2]．月経困難症，月経異常，女性の不妊症，ニキビなどの改善[1]．

📖ワンポイントアドバイス：子宮収縮作用があるため，妊娠中の摂取は避けたほうがよい．

⦿朝鮮五味子［チョウセンゴミシ］【schisandra】
[概要] マツブサ科の植物．ゴミシとして日本薬局方に収載されており，生薬として使用される．小青龍湯や清肺湯などの漢方薬に配合されている．成分としてリグナンのひとつであるシザンドリンなどを含む．生薬としての効能は鎮咳去痰，強壮作用など．
[目的] （サプリメントとして）疲労回復，集中力向上，冷えなど．
[有効性] （生薬のゴミシとして）鎮咳去痰，強壮作用など．肝炎患者の肝機能向上，集中力，注意力，忍耐力の向上[2]．

⦿朝鮮ニンジン（オタネニンジン，高麗人参）【ginseng, panax, korean ginseng】
[概要] ウコギ科の多年草．ニンジンとして日本薬局方に収載されている．ド

イツのコミッションEは疲労衰弱時あるいは病後の回復期に対する使用を承認している．生薬としての効能は滋養強壮，解熱鎮痛，小児鎮静，強心など．

[目的] 疲労回復，滋養強壮，冷えなど．

[有効性]（生薬のニンジンとして）滋養強壮，解熱鎮痛，小児鎮静，強心など．（一般的な食品として）認識能力の向上，2型糖尿病[1]．アルツハイマー病患者の精神的能力の向上，COPDの症状改善，勃起不全の改善[2]など．

📖ワンポイントアドバイス：ニンジンは中枢神経系に対して興奮的に働くものと抑制的に働くもの，血圧を上昇させるものと低下させるものなど，相反する働きを示す成分が含まれている．そのため，種々の副作用，医薬品との相互作用があるので注意が必要．

⦿チロシン【tyrosine】

[概要] 動物性タンパク質に広く含まれる芳香族アミノ酸のひとつ．必須アミノ酸でもある．生体内ではフェニルアラニンから生合成される．チロシンはノルアドレナリンやドパミンの前駆体であり，精神機能の調節に関与する．

[目的] 集中力向上，覚醒，モチベーション維持など．

[有効性] フェニルケトン尿症，睡眠不足後の覚醒改善[1,2]．記憶力，集中力の向上[2]．

⦿月見草油［ツキミソウユ］（オオマツヨイグサ，マツヨイグサ，メマツヨイグサ）【evening primrose oil】

[概要] アカバナ科マツヨイグサ属の2年草メマツヨイグサの種子からとられる油．必須脂肪酸，特にγ-リノレン酸を多く含む．花や葉は収斂および鎮静作用があるとされ，消化器系疾患，リウマチなどの諸症状の緩和に用いられてきた．ドイツのコミッションEは呼吸器系のカタルに対してメマツヨイグサの花と根の使用が承認されている．

[目的] アトピー性皮膚炎の緩和，骨粗鬆症，月経前症候群の緩和など．

[有効性] 骨粗鬆症[1]．乳房の痛みの軽減[2]．

⦿ツクシ（スギナ）【horsetail】

[概要] トクサ科の夏緑性シダ植物．スギナの胞子茎をツクシと呼ぶ．ケイ素，カリウム，アミノ酸などを含む．また，チアミナーゼを含むことから長期間の摂取でチアミン欠乏の原因となる可能性がある．心臓または腎臓の機能不全の人，

C. サプリメント概要一覧

ニコチンに対する過敏症がある人は摂取を避けたほうがよい.

[目的] 利尿作用, むくみの解消など.

[有効性] 有効性を示唆する報告はない[2].

◉ティノスポラ・コルディフォリア（イボツヅラフジ）【tinospora cordifolia】

[概要] インド原産の低木, つる性植物. ハーブのひとつ. アーユルヴェーダで使用されてきた. 主に茎が使用される.

[目的] 滋養強壮, アレルギー, 痛風など.

[有効性] 花粉症[2].

◉鉄【iron】

[概要] 必須ミネラルのひとつ. 酸素の運搬や細胞呼吸に関与している. 鉄を補給するときは, 動物性食品に多く含まれ, 吸収率の高いヘム鉄を選ぶとよい.

[目的] 鉄分の補給, 貧血, 疲労回復, 美肌など.

[有効性]（栄養機能食品として）2.04〜10 mg の鉄が含有されていれば,「赤血球をつくるのに必要な栄養素です」と明記できる.（一般的な食品に含まれる成分として）鉄欠乏性貧血, 鉄欠乏症にかかわる症状の改善[1,2]. ACE 阻害薬により引き起こされる咳, 鉄分摂取量の少ない子供の思考, 記憶の改善, 心不全の症状改善, 不穏下肢症候群[2]など.

📖**ワンポイントアドバイス**：C 型肝炎や非アルコール性脂肪肝炎では肝臓に鉄が蓄積することがある. ウコンやシジミなど, 肝臓によいとされているサプリメントは鉄を豊富に含むため, 逆に症状が悪化することがあり, 注意が必要.

◉デビルズクロー（ライオンゴロシ）【devil's claw】

[概要] 南アフリカの草原に自生するゴマ科の多年草. カギ状の爪のような形の実をつける. ハーブのひとつ.

[目的] 関節痛緩和, リウマチ, 鎮痛など.

[有効性] 背部痛の軽減, 変形性関節症[2].

◉ドイツスズラン【lily of the valley】

[概要]ユリ科の多年生草本, ハーブのひとつ. 全草, 特に根は強心配糖体を含み, ジギタリスと類似の強心作用および利尿作用があるといわれる. 毒性が強く, 摂

3. サプリメント概要一覧

155

取は避けたほうがよい．また，スズランがさしてある花瓶の水を子供が誤って飲み，水に溶け出した強心配糖体により中毒を起こした事例がある．

[目的] 心不全，腎臓結石，尿路感染症など．

[有効性] 有効性を示唆する報告はない [*2]

📖ワンポイントアドバイス：妊娠中・授乳中の摂取は避けたほうがよい．

⦿唐辛子［トウガラシ］【capsicum】

[概要] ナス科トウガラシ属の多年草または低木．南米原産のスパイスで広く食される．薬用部分は成熟果実．唐辛子に含まれるカプサイシンはサプリメントに利用される．カプシノイドを関与成分とする機能性表示食品が販売されている．

[目的] ダイエット，代謝向上，便秘改善，美容など．

[有効性]（カプシノイドを関与成分とする機能性表示食品として）基礎代謝の向上をサポート．（カプサイシンを外用して）糖尿病に関連する神経損傷，慢性的な痛みの緩和，帯状疱疹による神経損傷 [*2] など．（一般的な食品として）有効性を示唆する報告はない [*1]．

📖ワンポイントアドバイス：唐辛子に含まれるカプサイシンには胃を刺激して食欲を促す作用もあるが，大量に摂取すると，胃炎などの消化管障害を引き起こすことがある．他にカプサイシンには血行を改善する作用があるため，抗血栓薬との併用では，出血傾向が高まる可能性がある．

⦿冬虫夏草［トウチュウカソウ］（虫キノコ）【cordyceps】

[概要] 昆虫に寄生するキノコ．冬は虫で夏になるとキノコ（草が生えたように見える）になることから冬虫夏草と呼ばれている．古くから漢方素材として中国で用いられてきた．

[目的] 滋養強壮，精力増強，免疫向上など．

[有効性] 有効性を示唆する報告はない [*2]．

📖ワンポイントアドバイス：冬虫夏草は多糖類やステロール類のほか，抗菌成分，ミネラルなどを含むが，有効成分は明らかになっていない．また，医薬品との相互作用も明らかになっていない．しかし，古くから免疫機能向上を目的に使用されてきたことを考慮すると，免疫抑制作用を持つ薬剤（シクロスポリン，ステロイドなど）との併用は避けたほうがよい．

C. サプリメント概要一覧

⦿トリプトファン【tryptophan】

[概要] 必須アミノ酸. 脳内の神経伝達物質であるセロトニンやメラトニンの原料. トリプトファンだけを過剰摂取すると肝障害, 脳障害を引き起こすおそれがある.

[目的] 不眠解消, 抗うつ, 鎮痛・片頭痛などの緩和.

[有効性] 月経前不快気分障害（PMDD）[*1*2].

ワンポイントアドバイス：SSRI, SNRI と併用するとセロトニン濃度が上昇する可能性があるため, うつ病や不眠などの精神疾患を治療中の患者には注意が必要.

⦿ドロマイト【dolomite】

[概要] 鉱物の一種. 苦灰石または白雲石と呼ばれる. 炭酸カルシウムと炭酸マグネシウムの複合体が主成分である. カルシウムなどのサプリメントの原材料として利用される. ドロマイトには鉛, ヒ素, 水銀などの重金属を含むものがあり, 注意が必要.

[目的] 骨粗鬆症, 骨や歯の強化, ストレス緩和など.

[有効性] 有効性を示唆する報告はない[*2].

ワンポイントアドバイス：妊婦・授乳婦・小児は摂取しないほうがよい.

⦿ドンクアイ（カラトウキ, 当帰）【dong quai】

[概要] セリ科の多年生植物. 中国名「当帰」を英語読みして「ドンクアイ」となった. 根は専ら医薬品として使用される成分本質に指定されており, 生薬のトウキに利用される. 根をサプリメントに含有することはできない. 生薬としてのトウキは血のめぐりをよくするといわれ, 当帰芍薬散をはじめ, 数多くの漢方薬に配合されている.

[目的] 女性特有の悩みの改善, 更年期障害, 血行促進など.

[有効性]（生薬のトウキとして）血行促進, 鎮痛, 鎮静, 強壮など.（一般的な食品として）有効性を示唆する報告はない[*2].

⦿ナイアシン（ニコチン酸, ニコチンアミド, ビタミン B_3）【niacin and niacinamide】

[概要] 生体内でトリプトファンから合成される. エネルギー産生や脂質代謝に関与する. ナイアシンの欠乏症は日本ではほとんどみられない. また, ナイアシン摂取時に顔面紅潮が起こることがあるが, ニコチン酸イノシトールは顔面紅

3. サプリメント概要一覧

157

潮を引き起こしにくいとされる.

[目的] 美容，二日酔い防止，血行促進など.

[有効性] (栄養機能食品として) 3.9〜60mg のナイアシンが含有されていれば,「皮膚や粘膜の健康維持を助ける栄養素です」と明記できる.（一般的な食品に含まれる成分として）高脂血症の食事療法でニコチン酸を付加的に用いた場合のナイアシン欠乏症の予防と治療[1,2].（ニコチン酸として）アテローム性動脈硬化症のリスク低減，コレラ罹患時の水分損失コントロール[1,2].白内障の発症抑制，心筋梗塞の再発予防[1].（ニコチンアミドとして）1 型糖尿病のリスクが高い小児における症状の進行抑制，1 型糖尿病患者の β 細胞機能維持，2 型糖尿病患者の β 細胞保護および糖質コントロールの向上，変形性関節症の緩和[1].

📖 ワンポイントアドバイス：ナイアシンを大量に摂取すると，ニコチン酸による顔面紅潮がみられることがある．そのためサプリメントにはニコチンアミドが使用されることが多い．また，ナイアシンは血清尿酸値を上げる（尿細管で尿酸の再吸収促進作用など）ことが知られており，痛風患者のナイアシンの過剰摂取に対しては注意が必要.

⊙ナズナ（ペンペングサ）【shepherd's purse】

[概要] アブラナ科の一年草または多年草．春の七草のひとつ．地上部が食用とされる．ドイツのコミッション E は地上部を軽度の月経過多や子宮出血の改善に使用するのを承認している.

[目的] 解熱，下痢，頭痛など.

[有効性] 有効性を示唆する報告はない[2].

⊙ナットウキナーゼ【nattokinase】

[概要] 納豆に含まれる酵素で様々なサプリメントが流通している．納豆に関する特定保健用食品として，ビタミン K_2 を豊富に含む納豆が流通している．カルシウムが骨になるのを助ける骨タンパク質（オステオカルシン）の働きを高めるとされる.

[目的] 抗血栓，動脈硬化予防，腸内環境改善など.

[有効性] 高血圧[2].

📖 ワンポイントアドバイス：ナットウキナーゼには血栓溶解作用があるといわれる．そのため，同様に血栓溶解作用があるといわれるイチョウ葉エキスなどとの併用は出血傾向を高めるおそれがあるので，避けたほうがよい.

C. サプリメント概要一覧

⊙ナツメグ（ニクズク）【nutmeg and mace】

[概要] ニクズク科の常緑高木．香辛料として広く食されている．別名のニクズクは肉荳蔲と表記し，生薬として使用される際には消化不良によいとされ，桂皮とともに胃腸薬に配合される．

[目的] 健胃，腸内環境改善，滋養強壮，イライラの解消など．

[有効性]（一般的な食品として）有効性を示唆する報告はない[*2]．

⊙ニガウリ（ツルレイシ，ゴーヤ）【bitter melon】

[概要] 南アジア原産の一年生のつる性植物．未熟な果実を野菜として利用するウリ科の植物．

[目的] 糖尿病，風邪など．

[有効性] 有効性を示唆する報告はない[*2]．

📖🏷️ワンポイントアドバイス：妊娠中はニガウリの種子や生のニガウリの摂取は避けたほうがよい．

⊙乳酸菌（ビフィズス菌，ヨーグルト）【lactobacillus】

[概要] いわゆる善玉菌．チーズやヨーグルト（p.182 ページ）などの発酵食品に多く含まれることでも知られている．整腸作用があるという意味ではビフィズス菌も乳酸菌の一種であるが，厳密には異なる．近年では腸管免疫の機能活性化やアレルギー反応の抑制にも効果があるのではないかといわれ，研究が進められている．ビフィズス菌を関与成分とした特定保健用食品が市販されている．

[目的] 便秘，腸内環境改善，美容，免疫向上など．

[有効性]（ビフィズス菌を関与成分とした特定保健用食品として）腸内環境を改善する．（一般的な食品として）他の乳酸菌またはビフィズス属 B12 株との併用による下痢の発症および乳児へのロタウィルスの定着の抑制，アトピー性皮膚炎の緩和，エリスロマイシン服用中の患者において用便の回数低減[*1*2]など．抗生物質による子供の下痢の予防，癌治療による下痢の予防[*2]など．

📖🏷️ワンポイントアドバイス：抗生物質は腸内に棲みついている有用な菌も減らし，下痢や軟便がみられる場合がある．さらに，服用が長くなると，腸内細菌の働きが抑えられ，腸内細菌によって体内でつくられるビタミン B 群やビタミン K が不足することも考えられる．ビタミン B 群の不足は口内炎や肌荒れ，食欲不振などが，ビタミン K の不足は歯茎や鼻からの出血などがみられる．乳酸菌と薬物の相互作用が問題になることは少ないが，乳製品に含まれるミネラルは，薬の

3. サプリメント概要一覧

159

吸収に影響を及ぼす可能性があり，注意が必要．

◉ニンニク（ガーリック）【garlic】

［概要］ユリ科ネギ属の多年草．球根（鱗茎）は食材，香辛料，風味づけなどに利用される．ワルファリンやアスピリンなどの血液凝固に関連する薬剤との併用は，出血傾向を高めるおそれがあり，血液凝固系に障害のある人は摂取しないほうがよい．ドイツのコミッションEでは血中脂肪を下げる効果と老化による血管の変化の予防について治療目的での使用を承認している．

［目的］疲労回復，滋養強壮など．

［有効性］高血圧，加齢に伴う血管の弾力性の減少抑制[1,2]．結腸癌，直腸癌，前立腺癌などの発症リスク低減[2]．

📖🔖ワンポイントアドバイス：ニンニクは薬物代謝酵素に影響を与えるとされる．特にHIV治療薬のサキナビル（現在は販売されていない）との併用は避けたほうがよい．薬物との相互作用を引き起こす原因物質は定かになっていないが，相互作用を引き起こす可能性を常に考慮する．妊娠中・授乳中は過剰摂取に注意．

◉ノコギリソウ（ヤロー，セイヨーノコギリソウ）【yarrow】

［概要］ヨーロッパ原産のキク科の多年草．ハーブティーとして使用される．前立腺肥大症の改善に使用されるノコギリヤシと名前が似ているが，まったくの別種．

［目的］滋養強壮，冷え，吐き気など．

［有効性］有効性を示唆する報告はない[2]．

📖🔖ワンポイントアドバイス：妊娠中の摂取は流産の可能性があるので避けたほうがよい．授乳婦も摂取は避けたほうがよい．

◉ノコギリヤシ（ソウパルメット）【saw palmetto】

［概要］北米南東部のヤシ科の植物．薬用部位は実．中国では古くから泌尿器疾患の漢方として使用されてきた．安全性についてはまれに胃腸障害がみられるが，適切に使用する場合にはおそらく安全である．

［目的］滋養強壮，前立腺肥大，脱毛予防など．

［有効性］前立腺肥大症[1,2]．

📖🔖ワンポイントアドバイス：排尿障害改善のために摂取している場合は，前立腺癌を見逃さないために定期的に医師の診断を受けたほうがよい．ノコギリヤシは性

ホルモンの作用に影響を及ぼす可能性があり，男性ホルモン，女性ホルモンなどを使用している人や妊婦・授乳婦は摂取を避けたほうがよい．また，血小板抑制作用があるため，抗凝固薬などとの併用も避けたほうがよい．

◉バーベリー（セイヨウメギ）【european barberry】

[概要] バーベリーは温帯原産の棘のある低木で，赤い果実をつけ，ベルベリンを含むことが知られている．伝統的に解熱の薬として利用され，日本では目木（メギ）と書かれ，眼の病気に利用されていた．バーベリーはハーブティーまたはサプリメントが販売されている．

[目的] 肝機能や胆石の改善など．

[有効性] 有効性を示唆する報告はない[*2]．

◉パウダルコ【pau d'arco】

[概要] 南米の熱帯雨林地帯原産．堅い樹木で樹皮がハーブティーに使用される．多量の摂取は悪心，嘔吐，下痢，めまい，内出血などを起こす可能性がある．かつて癌の治療に使用されていたが，癌に対して効果的とされる量は有毒な可能性がある．

[目的] アレルギー症状改善，抗真菌作用，風邪予防など．

[有効性] 有効性を示唆する報告はない[*2]．

◉パセリ【parsley】

[概要] 香辛料や付け合せとして日常よく食される野菜．ハーブのひとつ．ドイツのコミッションEでは，腎臓結石の治療への用途のみ承認されている．

[目的] むくみ解消，美容，血行促進など．

[有効性] 有効性を示唆する報告はない[*2]．

◉バターナット（バタグルミ，シログルミ）【butternut】

[概要] クルミ科の落葉性樹木．主に樹皮が緩下作用を期待して使用される．

[目的] 滋養強壮，便秘，痔など．

[有効性] 有効性を示唆する報告はない[*2]．

📖 ワンポイントアドバイス：妊娠中の摂取や授乳中の大量摂取は避けたほうがよい．

⊙パッションフラワー（トケイソウ）【passionflower】

[概要]トケイソウ科の多年生つる植物．枝のない巻きひげで他物にからみつく．欧米やヨーロッパでは古くから鎮静作用や催眠作用のあるハーブとして用いられてきた．鎮静作用を期待したハーブティーとして使用される．ドイツのコミッションEでは神経性の不穏症状に対して使用を認めている．

[目的]不眠，不安など．

[有効性]不安障害の軽減[*1*2]．

📖🔖ワンポイントアドバイス：子宮を刺激する成分を含むため，妊娠中は摂取を避けたほうがよい．

⊙ハトムギ（ヨクイニン，ヨクベイ）【job's tears, coix seed】

[概要]水辺に生育する大型のイネ科植物で食用．種子は薏苡仁（ヨクイニン）と呼ばれ，ヨクイニンエキスが漢方薬で使用される．同属植物のジュズダマは厳密には成分が異なるので注意する．

[目的]滋養強壮，美容など．

[有効性]（生薬のヨクイニンとして）肌荒れ，疣など．（一般的な食品として）有効性を示唆する報告はない[*2]．

📖🔖ワンポイントアドバイス：子宮収縮を促進する可能性があるので，妊娠中は摂取を避けたほうがよい．ハトムギは，問題となるような副作用や相互作用の報告はほとんどなく，サプリメントとして，お茶として，食品としてうまく利用するとよい．

⊙バナジウム【vanadium】

[概要]必ずしも必要ではないが，生体内で健康に役立つ作用がある微量元素のひとつ．マッシュルーム，大豆，エビやカニなどに多く含まれる．過剰摂取は危険性が示唆されている．

[目的]生活習慣病予防，ダイエットなど．

[有効性]バナジウム欠乏症の予防[*2]．

📖🔖ワンポイントアドバイス：多量に摂取すると，血糖値を低下する作用が報告されている．また，長期にわたって多量に摂取すると激しい下痢や腹痛などの消化器症状を引き起こし，体内のミネラルバランスを崩す可能性があるため，避けたほうがよい．

C. サプリメント概要一覧

⊙ バナバ（オオバナサルスベリ）【banaba】

[概要] 熱帯，亜熱帯地域に分布する常緑高木．フィリピンでは糖尿病を治療する民間薬として使用されている．糖尿病に罹患している人，糖尿病治療薬を服用している人の使用は危険性が示唆されている．

[目的] 糖尿病予防，肥満予防，ダイエットなど．

[有効性] 有効性を示唆する報告はない[*2]．

⊙ ハナビシソウ（キンエイカ）【california poppy】

[概要] 北米が原産のケシ科の一年草または多年草．乾燥させた地上部が利用される．中枢神経抑制薬を服用している人は危険性が示唆されている．

[目的] 不眠，不安，肝疾患など．

[有効性] 有効性を示唆する報告はない[*2]．

⊙ パパイヤ【papaya】

[概要] パパイア科パパイア属の常緑小高木．トロピカルフルーツとして食されている．未成熟の果実や葉をサプリメントとして利用することがある．パパイヤはビタミンC，β-カロテン，β-クリプトキサンチンなどの成分を含んでいる．また，肉類の軟化剤として使用されるパパインという物質を含んでいる．

[目的] 胃腸障害，美容，ダイエットなど．

[有効性] 有効性を示唆する報告はない[*2]．

⊙ ハマビシ（トリビュラス）【puncture vine】

[概要] ハマビシ科の棘のある実を持つ多年草．砂浜に生える海浜植物．果実部分は蒺藜子（シツリシ）と呼ばれる生薬で利尿・消炎作用を持つ医薬品であるため，食品に利用することはできない．食品安全委員会からはサプリメントに果実成分が含まれる場合の注意喚起があった．EUの一部では，果実以外も食品に利用できないとされている．

[目的] 性機能改善，筋肉増強，運動機能向上など．

[有効性] 有効性を示唆する報告はない[*2]．

📖 ワンポイントアドバイス：ハマビシは胎児発達に悪影響を及ぼす可能性や流産を促進する可能性があり，妊娠中は摂取を避けたほうがよい．

3. サプリメント概要一覧

163

⊙パラアミノ安息香酸【para aminobenzoic acid（PABA）】

[概要] ビタミンの葉酸, 穀物, 卵, ミルク, 肉に含まれる化学物質. 皮膚に塗布する日焼け止めとして使用されていたが, 経口摂取でも日焼け止めに効果があるといわれ, 海外ではサプリメントが市販されている.

[目的] 日焼け止め, 白髪防止など.

[有効性] 日焼け止め（直接皮膚に塗布する場合のみ）, ペロニー病の改善[*2].

⊙パンガミン酸【pangamic acid】

[概要] アンズの種子（杏仁）から抽出された物質. ビタミン B_{15} とも呼ばれるがビタミンではなく, ビタミン様物質のひとつ.

[目的] 疲労回復, 美容, 生活習慣病予防など.

[有効性] 有効性を示唆する報告はない[*2].

⊙パンクレアチン【pancreatin】

[概要] 豚, または牛の膵臓から抽出される. 日本では医療用医薬品として使用されているが, 海外ではサプリメントとして販売されており, インターネットなどで購入することができる. 海外製品は医薬品なみもしくはそれ以上に含まれている場合があるので, 注意が必要.

[目的] 胃もたれ予防, 消化不良, 消化促進など.

[有効性] 膵臓機能低下[*2].

⊙パントテン酸（ビタミン B_5, パンテチン）【pantethine】

[概要] ビタミンのひとつ. コエンザイム A の構成成分として, エネルギー産生, 脂肪酸の合成・分解, 他の代謝調節過程で中心的役割を持つ. 広く様々な食材に含まれるため, 不足することはほとんどない. 欠乏した場合の症状は成長障害, 副腎障害, 手足のしびれ, 知覚異常など.

[目的] ニキビ, 肌荒れ, ストレス緩和など.

[有効性]（栄養機能食品として）パントテン酸が $1.65 \sim 30\,mg$ 含有されていれば,「皮膚や粘膜の健康維持を助ける栄養素です」と明記できる.（一般的な食品に含まれる成分として）パントテン酸欠乏の予防と治療[*1]. コレステロール, トリグリセリドなどの血中脂質の低下[*2].

C. サプリメント概要一覧

⊙ ビーベノム 【bee venom】

[概要] 蜂が持っている毒素．ハチミツやローヤルゼリーとは異なる．

[目的] 関節炎，神経障害，蜂に対するアレルギー症状の改善など．

[有効性] 蜂の刺し傷に対するアレルギー反応の緩和 [*2]．

⊙ ビール酵母 【brewer's yeast】

[概要] 乾燥酵母．チラミンを含む．酵母は発酵に必要なビタミン，ミネラルなど様々な栄養素を含む．ビール酵母由来の食物繊維を関与成分とした特定保健用食品が市販されている．

[目的] ダイエット，健康増進，腸内環境改善など．

[有効性]（ビール酵母由来の食物繊維を関与成分とする特定保健用食品として）腸内のよい菌を増やし，悪い菌を減らして腸内環境を改善する．（一般的な食品として）抗生物質投与による下痢や旅行性下痢の予防，ビタミンやミネラルとの組み合わせで月経前症候群の軽減 [*1]．

📖🔖 **ワンポイントアドバイス**：痛風や尿酸値が高い患者では，ビール酵母に含まれる核酸が尿酸値を上げる可能性があるため注意する．薬との相互作用では，ビール酵母に含まれるアミノ酸やビタミン B_6 の影響でレボドパ製剤の作用が減弱される可能性がある．また，ビール酵母に含まれるミネラルはテトラサイクリン系抗菌薬，ニューキノロン系抗菌薬，ビスホスホネート系薬剤などとキレートを形成し，薬剤・ミネラルの両方が吸収されにくくなることに注意する．

⊙ ピクノジェノール（松樹皮抽出物）【pycnogenol】

[概要] 北米北東部の原産のマツの樹皮とその抽出物．松樹皮抽出物とはフランスカイガンショウの樹皮抽出物であり，ピクノジェノールという名称は登録商標．一般的に強い抗酸化作用があるといわれ，免疫機能に影響を及ぼす可能性がある．

[目的] 月経前症候群の軽減，血行促進，美容，コレステロール低下など．

[有効性] 慢性の静脈不全症の改善，糖尿病性あるいは他の疾患によって引き起こされる網膜症の進行抑制 [*1*2]．アレルギー症状の軽減，喘息症状の軽減，運動選手の持久力改善，認知機能や記憶力の改善 [*2]．

⊙ ビタミン A 【vitamin A】

[概要] 動物性食品に含まれる脂溶性ビタミンのひとつ．植物性食品に含まれ

3. サプリメント概要一覧

165

るカロテンからも体内で合成できる.

[目的] 夜盲症, 口内炎, 風邪予防など.

[有効性] (栄養機能食品として) ビタミン A が 231〜600 μg 含有されていれば,「夜間の視力の維持を助ける栄養素です. 皮膚や粘膜の健康維持を助ける栄養素です」と明記できる. 一方で「妊娠 3 ヵ月以内または妊娠を希望する女性は過剰摂取にならないように注意する」という注意も併記する. (一般的な食品に含まれる成分として) ビタミン A 欠乏症の予防と治療, 栄養失調の女性に対して妊娠に関連した夜盲症や死亡率, 産後の下痢や熱の発症の減少, 白内障発症の減少[1][2] など.

📖 ワンポイントアドバイス:妊娠希望の 3 ヵ月前より, 過剰摂取に注意が必要. ビタミン A の活性代謝物(トレチノイン)やビタミン A の類似化合物(タミバロテン, エトレチナート)などを治療目的で摂取し, さらにビタミン A を摂取すると過剰症のような症状を引き起こすことがある.

◉ビタミン B$_6$ (ピリドキシン)【pyridoxine】

[概要] 補酵素として働く水溶性ビタミンのひとつ. アミノ酸代謝に関与する.

[目的] 健康増進, 疲労回復, 貧血など.

[有効性] (栄養機能食品として) ビタミン B$_6$ が 0.39〜10 mg 含有されていれば,「タンパク質からのエネルギーの産生と皮膚や粘膜の健康維持を助ける栄養素です」と明記できる. (一般的な食品に含まれる成分として) ビタミン B$_6$ 欠乏の予防と治療, 鉄芽球性貧血, 妊娠に伴う吐き気や嘔吐, 月経前症候群 (PMS)[1][2] など.

📖 ワンポイントアドバイス:ビタミン B$_6$ は水溶性ビタミンだが, 過剰摂取には注意が必要. 18 歳以上の男性は 50〜60 mg, 女性は 40〜45 mg という耐容上限摂取量が定められている. ビタミン B$_6$ を過剰に摂取すると, 手足の痛みやしびれなどの末梢感覚神経障害, 骨の痛み, 筋肉脆弱, 精巣萎縮, 吐き気, 腹痛などがみられる.

◉ビタミン C (アスコルビン酸)【vitamin C】

[概要] 毛細血管の維持, 抗酸化作用に必要な水溶性ビタミンのひとつ. ストレスや喫煙によって消費されるため, 該当する人ではその必要量が高まるとされている. 過剰摂取は下痢を起こす可能性がある.

[目的] 美容, 抗ストレス, (高用量で) 癌の治療など.

[有効性] (栄養機能食品として) ビタミン C が 30〜1,000 mg 含有されていれば, 「ビタミン C は皮膚や粘膜の健康維持を助けるとともに, 抗酸化作用を持つ栄養

C. サプリメント概要一覧

素です」と明記できる．（一般的な食品に含まれる成分として）ビタミンC欠乏の予防と治療，鉄の吸収率改善，高血圧の付加的治療[1][2]など．

📖✓**ワンポイントアドバイス**：サプリメントなどにより，多量摂取を長期間継続すると尿中シュウ酸排泄量が増加し，シュウ酸カルシウム結石の再発が促進されると考えられている．腎臓が悪い患者や腎結石の既往歴がある患者の長期にわたる多量摂取は避けたほうがよい．

⊙ビタミンD【vitamin D】

[概要] 脂溶性ビタミンのひとつ．ビタミンDには植物由来と動物由来の2種類が存在し，動物由来のビタミンDは日光を浴びることで皮膚で合成されるため，日光にあたる機会の少ない人では不足する可能性がある．ビタミンDはカルシウムのホメオスタシスに関与している．妊娠中の耐用上限量は100μgとされており，それ以上の摂取は避けたほうがよい．

[目的] 骨粗鬆症予防，インフルエンザ予防，糖尿病予防など．

[有効性]（栄養機能食品として）ビタミンDが$1.65\sim5.0\mu$g含有されていれば，ビタミンDは腸管でのカルシウムの吸収を促進し，骨の形成を助ける栄養素です」と明記できる．（一般的な食品に含まれる成分として）ビタミンD欠乏の予防と治療，骨軟化症や骨粗鬆症，尋常性乾癬などの予防[1][2]．

📖✓**ワンポイントアドバイス**：活性型ビタミンD製剤を使用している場合にサプリメントなどでカルシウムを摂取すると，カルシウムが過多に吸収され，からだのかゆみや吐き気，めまい，便秘などの症状がみられることがあるので，注意する．

⊙ビタミンE【vitamin E】

[概要] 脂質の酸化を抑制して，細胞膜やタンパク質，核酸の傷害を防ぐ作用を持つ脂溶性ビタミンのひとつ．欠乏すると神経障害を引き起こす．一般的にビタミンEは過剰に摂取しても毒性はないと考えられている．

[目的] 生活習慣病予防，アンチエイジング，血行促進など．

[有効性]（栄養機能食品として）ビタミンEが$1.89\sim150$mg含有されていれば，「抗酸化作用により，体内の脂質を酸化から守り，細胞の健康維持を助ける栄養素です」と明記できる．（一般的な食品に含まれる成分として）ビタミンE欠乏の予防と治療，心筋梗塞のような冠状動脈疾患などの予防，前立腺癌の予防，アルツハイマー型認知症の記憶障害の悪化抑制[1][2]など．

📖✓**ワンポイントアドバイス**：ビタミンEは抗酸化作用だけでなく，血液改善作用

がある．そのため，血液凝固阻止薬（ワルファリン，アスピリン）や血を固まりにくくするサプリメント（EPA，DHA，イチョウ葉エキスなど）との併用は出血傾向が高まる可能性があるので，注意が必要．

⦿ビタミンK【vitamin K】

［概要］脂溶性ビタミンで，緑葉野菜やブロッコリーなどに含まれるビタミンK$_1$と細菌が産生するビタミンK$_2$が知られている．2つを総称してビタミンKといわれる．ビタミンKは血液凝固因子を活性化させ，血液凝固を促進する．成人での欠乏症はまれだが，新生児・乳児では出血性疾患の一部がビタミンK欠乏が関連している．また，ビタミンK$_2$を関与成分とする特定保健用食品が許可されている．

［目的］骨粗鬆症の予防，新生児・乳児のビタミンK補給など．

［有効性］（栄養機能食品として）45〜150μgのビタミンKが含有されていると，「正常な血液凝固を維持する栄養素です．血液凝固阻止薬を服用している人は本品の摂取を避けてください」と明記できる．（特定保健用食品として）カルシウムが骨になるのを助ける骨タンパク質（オステオカルシン）の働きを高める．（ビタミンK$_1$として）ビタミンK欠乏症による低プロトロンビン血症，新生児の出血性疾患[1,2]など．（ビタミンK$_2$として）骨折予防[1,2]など．

📖 **ワンポイントアドバイス**：サプリメントだけでなく，ビタミンKを多く含む食品（納豆やクロレラなど）やビタミンKが強化された食品も血液凝固阻止薬との相互作用には注意が必要．

⦿ビルベリー【bilberry】

［概要］南ヨーロッパの山岳地帯の荒野，森林に自生するコケモモ属つつじ科の植物．濃い青紫色の甘い果実．アントシアニンを含む．アントシアニンは網膜にあるロドプシンの合成を促し，疲れ目で一時的に落ちた視力を回復させると考えられる．また，眼の血流を改善し，目のかすみや疲れを和らげるともいわれる．

［目的］眼精疲労，近視，ドライアイなど．

［有効性］慢性静脈不全，糖尿病や高血圧症の患者の網膜症の改善[1,2]．

⦿ビンポセチン（カビントン，エチルエステル）【vinpocetine】

［概要］ビンポセチンはビンカミンというアルカロイドの形を少し変えた人工化合物である．海外では医薬品として分類している国もあるが，米国ではサプリ

168

メントとして販売されている.

[目的] 集中力向上, 健忘症など.

[有効性] アルツハイマー型認知症などの思考を阻害する疾患[*2].

⊙フィーバーフュー (ナツシロギク, アルタミス)【feverfew】

[概要] 道端や荒地に生える多年草. 葉は強い芳香を有する. 葉, 頭花を煎液, チンキ剤, 蒸留して得た精油などとして使用する. 日本頭痛学会が刊行している『慢性頭痛の診療ガイドライン 2013』では片頭痛の予防に期待できるサプリメントとして, ビタミン B_2, フィーバーフュー, マグネシウムをあげている[*4].

[目的] 片頭痛, 関節炎, リウマチ, 花粉症など.

[有効性] 片頭痛の予防[*1*2].

📖ワンポイントアドバイス：子宮収縮作用があり, 妊娠中は摂取を避けたほうがよい. また, フィーバーフューは血液凝固阻止作用やある種の薬物代謝酵素を阻害する作用が報告されており, 薬剤との併用には注意が必要.

⊙フィチン酸 (イノシトール 6 リン酸)【phytic acid】

[概要] イノシトールという水溶性のビタミン様物質のリン酸エステル体をフィチン酸という. 米ぬか, 玄米, 大麦などに多く含まれる. 強いキレート作用を持ち, カルシウム, マグネシウム, 鉄, 亜鉛などのミネラルを排泄する. 近年では抗酸化作用, 便秘の改善, 大腸癌の予防などの効果が期待され, 研究が進められている.

[目的] アンチエイジング, 血栓症予防, 便秘, 貧血, 癌予防など.

[有効性] (イノシトールとして) 多囊胞性卵巣症候群, パニック症候群, 強迫性障害[*1].

📖ワンポイントアドバイス：極端に大量のフィチン酸を摂取すると, 体に必要な栄養素が十分に吸収されなくなるため, 注意する.

⊙プーアール茶【pu-erh tea】

[概要] 中国茶の一種. 黒茶あるいは後発酵茶, 微生物発酵茶などとも呼ばれる. カフェインを含む (カフェインは p.131 ページ参照). 茶葉の品種や製茶方法, 付着する菌種, 熟成期間によって風味や含有する成分が著しく異なる. 生産過程で没食子酸が生成されることから, 脂肪の吸収を抑え, ダイエットによいとする商品が流通している.

[目的] ダイエット，生活習慣病予防など．

[有効性] カフェインの有効性は p.131 ページ参照．プーアール茶の有効性を示唆する報告はない [2]．

⊙フェニルアラニン【phenylalanine】

[概要] 脳内で神経伝達物質（ドパミンやノルアドレナリン）に変換される重要な必須アミノ酸．

[目的] 集中力向上，モチベーション向上など．

[有効性] 外用や紫外線 A 波照射との組み合わせで白斑の治療 [1,2]．

⊙フェヌグリーク（コロハ）【fenugreek】

[概要] インドおよび北アフリカが原産のマメ科の 1 年草．種子はカレーのスパイスに用いられる．薬用部位は種子で，生薬名は胡芦巴（コロハ）という．

[目的] 食欲減退，糖尿病予防，婦人科系疾患の改善など．

[有効性] 糖尿病患者の食後血糖値低下，月経困難症の軽減 [2]．

📖ワンポイントアドバイス：過剰摂取は子宮収縮や子宮刺激の原因となるため，妊娠中は摂取を避けたほうがよい．

⊙フェンネル（ウイキョウ）【fennel】

[概要] セリ科の多年草．ウイキョウ（茴香）という名で古くから漢方薬に使用されてきた．エストラゴン，アネトールなどの芳香成分を含む．漢方薬の安中散に含まれている．

[目的] ダイエット，利尿，健胃整腸など．

[有効性]（生薬のウイキョウとして）健胃整腸，鎮痛，去痰など．（一般的な食品として）母乳栄養児の疝痛 [2]

📖ワンポイントアドバイス：妊娠・授乳中の人は摂取を避けたほうがよい．

⊙フスマ【wheat bran】

[概要] 小麦の外皮の部分．不溶性の食物繊維を豊富に含んでいる．フスマ由来の食物繊維は特定保健用食品として許可されているものもある．小麦製品のため，アレルギーには注意が必要．

[目的] 便秘解消，美容，腸内環境改善など．

[有効性]（フスマ由来の食物繊維を関与成分とする特定保健用食品として）お腹の調

子を整える.（一般的なサプリメントとして）過敏性腸症候群，便秘改善，血圧低下，胃癌の予防，痔の予防など[*2].

📖🔖 **ワンポイントアドバイス**：フスマは不溶性食物繊維を多く含むため，腸管運動が低下している高齢者や痙攣便秘の患者は摂取を控えたほうがよい.

⦿ブドウ【grape】

[概要] 一般的に広く食される果物. ワイン (p.188 ページ) の原料. ブドウの種子エキスや油にはビタミンEやポリフェノールが豊富に含まれている. ブドウの果皮から抽出されるレスベラトロールはポリフェノールの一種で強力な抗酸化作用を持ち，アンチエイジングに効果があると期待され，研究が進められている.

[目的] 生活習慣病の予防，美容，アンチエイジングなど.

[有効性] (葉・種子) 軽症または中等症の静脈機能不全症[*1,*2]. 眼精疲労の抑制[*2]. (果実・皮) 有効性を示唆する報告はない[*1].

⦿ブプレウルム（ミシマサイコ，ツキヌキサイコ）【bupleurum】

[概要] ミシマサイコ，ツキヌキサイコなどとも呼ばれる. 根は専ら医薬品として使用される成分本質に指定されている. 生薬の柴胡（サイコ）に使用され，漢方薬の小柴胡湯，大柴胡湯などに配合されている.

[目的] 免疫機能向上，アレルギー症状の軽減など.

[有効性]（一般的なサプリメントとして）有効性を示唆する報告はない[*2].

⦿冬葵［フユアオイ］（トウキシ，カンアオイ）【chinese mallow】

[概要] アオイ科の多年草，ハーブの一種. 主に種子が利尿作用などを期待して使用される. 冬葵子茶という商品が便秘解消によいとして流通されている.

[目的] 便秘，むくみの解消，毒素排出など.

[有効性] 有効性を示唆する報告はない[*2].

⦿ブラダーラック（岩藻，ヒバマタ，フーカス）【bladderwrack】

[概要] ヒバマタとも呼ばれる, 海藻の一種. 海のハーブとも呼ばれる. ミネラル，特に亜鉛とヨウ素を多く含む. フコイダン，アルギン酸などの食物繊維も含まれている.

[目的] 新陳代謝の活性，ダイエット，血行促進など.

[有効性] 有効性を示唆する報告はない[*2]

3. サプリメント概要一覧

📖**ワンポイントアドバイス**：ヨウ素は過剰に摂取すると，甲状腺機能低下症を引き起こすおそれがあり，注意が必要．

⦿ブラックコホッシュ（ルイヨウボタン，アメリカルイヨウボタン）【black cohosh】

[**概要**] 米東部の森林に自生している多年草植物．神経痛治療に古来より使われていた．女性ホルモンのバランスを整えるといわれ，海外ではサプリメントとして利用されている．ブラックコホシュは肝毒性の可能性が懸念されている．海外ではブラックコホシュの摂取と関連が考えられる事例報告があり，日本でも2006年8月に厚労省より注意喚起があった[5]．

[**目的**] 月経前症候群，更年期障害，骨粗鬆症予防など．

[**有効性**] 更年期障害における諸症状の緩和[2]．

📖**ワンポイントアドバイス**：経口摂取では安全とされているが，妊婦・授乳婦は摂取を避けたほうがよい．

⦿ブラックサイリウム（サイリウム）【black psyllium】

[**概要**] オオバコ科の植物の種子または外皮を粉砕したもの．サイリウム由来の特定保健用食品が市販されているが，これらはブロンドサイリウム（p.143 ページ）を原料としている．嚥下障害や消化管狭窄がある人は併用を避けたほうがよい．ドイツのコミッション E はブラックサイリウムの種子について，慢性便秘と過敏性腸症候群に対する使用を承認している．

[**目的**] 便秘，腸内環境改善，美容など．

[**有効性**] 便秘，軽度～中等度の高コレステロール血症[1]．

⦿ブラックホアハウンド（クロニガハッカ）【black horehound】

[**概要**] ヨーロッパに広く分布するシソ科の多年草．主に地上部が利用される．脳に作用する物質を含んでおり，パーキンソン病治療薬の作用が増強されるおそれがあるといわれる．

[**目的**] 吐き気，鎮痛，消化不良，神経障害など．

[**有効性**] 有効性を示唆する報告はない[2]．

⦿ブロメライン（ブロメラインパイナップル）【bromelain】

[**概要**] パイナップルジュースやパイナップルの茎に含まれる蛋白分解酵素．

C. サプリメント概要一覧

創傷面の壊死組織の分解, 除去, 治癒促進などを適応とする医薬品の主成分になっている.

[目的] 抗炎症, 鼻炎, 花粉症, 筋肉痛予防, 消化促進など.

[有効性] (一般的なサプリメントとして) 有効性を示唆する報告はない[2].

📖ワンポイントアドバイス：ブロメラインはフィブリノゲンを分解するとされ, 出血傾向を高めるおそれがある. 血液凝固阻止薬を服用している患者は注意が必要. 医薬品のブロメラインと同じ作用を示すとは限らないが, サプリメントのブロメラインでも医薬品同様に注意する.

⊙分岐鎖アミノ酸 (BCAA) 【branched chain amino acids】

[概要] 必須アミノ酸のバリン, ロイシン, イソロイシンを分岐鎖アミノ酸 (BCAA) という. 筋肉で代謝されるアミノ酸であり, 筋肉のエネルギー代謝に深くかかわる. 運動能力向上のためにサプリメントとして摂取される. BCAAを含む機能性表示食品が市販されている.

[目的] 運動中の疲労軽減, 筋肉増強, ダイエットなど.

[有効性] (機能性表示食品として) 運動前や運動中に飲むことにより, 運動による体の疲労感を和らげる. 運動中の筋肉消耗の低減, 慢性の肝性脳症, 躁病, 遅発性ジスキネジー (運動障害), 食欲不振[1,2]など.

⊙ベータグルカン 【beta glucans】

[概要] パン酵母・ビール酵母から抽出できる多糖類. キノコ類や大麦, オーツ麦に多く含まれる. 一般的に食物繊維としての作用が期待され摂取される.

[目的] 腸内環境を整える, 免疫力の向上など.

[有効性] 血清コレステロール値の低下, ブタクサの花粉症, 手術後の感染リスク低下[2]など.

⊙ペクチン 【pectin】

[概要] 様々な植物の細胞間に存在している天然の多糖類. 一般に, イチゴやベリーのような柔らかい果実には少なく, 柑橘類やリンゴには多く含まれている. 食品添加物として, 加工食品の増粘安定剤, ゲル化剤などに使用される. リンゴから抽出される, リンゴペクチンはサプリメントとして販売されている.

[目的] 整腸作用, 血糖値上昇の抑制など.

[有効性] 高コレステロール血症の改善[1,2].

⊙紅麹 ［ベニコウジ］【red yeast】

[概要] 麹菌の一種. 天然の色素として使用されるほか, サプリメントとしても摂取される. 紅麹に含まれるモナコリン K という物質はロバスタチンとして, 海外では高コレステロール血症の治療薬に使用されている.

[目的] 脂質異常症, コレステロール低下など.

[有効性] 高コレステロール血症, HIV 乾癬による脂質異常症 [1,2]. 高トリグリセリド値の低下 [1]. 心疾患による死亡リスクの低下 [2].

📖 ワンポイントアドバイス：紅麹のサプリメント中のロバスタチン含有量は少なく, 医薬品の代わりにはならないが, コレステロールが若干高めの人が予防的に使用するのは有用である. ただし, すでにスタチン系薬剤を服用されている患者は併用を避ける.

⊙ベニノキ（アナトー）【annatto】

[概要] ベニノキ科の常緑樹. 種子から抽出される黄色～赤色の色素が食品添加物として使用される.

[目的] 糖尿病症状, 下痢の改善, 解熱.

[有効性] 有効性を示唆する報告はない [2].

⊙紅花 ［ベニバナ］【safflower】

[概要] 紅花はキク科ベニバナ属の一年草または越年草. 紅色の染料や食用油の原料. 紅花油はリノール酸が豊富といわれている. 近年では, リノール酸の含有量を抑え, オレイン酸の含有量を増やした改良品も流通されている. また, 紅花の花は婦人科系の不調に効果があるといわれ, ハーブとして摂取することもある.

[目的] コレステロール低下（紅花油）, 冷え性改善, 更年期症状の緩和, アンチエイジング（紅花の花）など.

[有効性] 高コレステロール血症の改善 [1,2].

📖 ワンポイントアドバイス：紅花の花は月経刺激, 子宮刺激作用を持つため, 妊産婦は摂取を避けたほうがよい.

⊙ペパーミント（セイヨウハッカ）【peppermint】

[概要] アジア, 北アフリカなど多くの地域で栽培される. 強い芳香を持つハーブ. ハーブティーとして摂取したり, サラダなどで日常食されている. ドイツの

コミッションEでは，葉と精油の過敏性大腸症候群，口腔粘膜カタルへの使用が認められている．

[目的] 美容，胸焼け，口臭予防，花粉症など．

[有効性] バリウム注腸による結腸の痙攣抑制[1,2]．過敏性腸症候群，胸焼け，緊張性頭痛などの改善[2]．

⦿ペポカボチャ【pumpkin】

[概要] ペポカボチャは米国原産のウリ科の一年草．炒った種子は食べられる．日本で広く食されているカボチャはペポカボチャとは異なる．ペポカボチャの種子はサプリメントなどに利用される．食品としての摂取する量は安全性が示唆されている．

[目的] 前立腺肥大，排尿障害など．

[有効性] （種子油抽出物として）ノコギリヤシとの併用により前立腺肥大症を予防[1,2]．

⦿ペラルゴニウム・シドイデス【south african geranium】

[概要] ドイツでは一般的な風邪薬「ウンカロアボ」の原料となる．免疫機能を活性化させるといわれる．日本ではサプリメントとしてインターネット上で同じ原料を含有した商品が販売されている．

[目的] 風邪，のどの痛みなど．

[有効性] 気管支炎，扁桃咽頭炎などの改善[2]．

📖ワンポイントアドバイス：インターネットや通販で購入できるサプリメントのなかには，海外では医薬品として販売されているもの，または過去に販売されていたものがあるため，特に注意が必要である．

⦿ベルベリン【berberine】

[概要] キハダや黄連などの植物に含まれるアルカロイドのひとつ．日本ではベルベリン塩化物水和物が下痢症に対して，医療用医薬品として使用されている．

[目的] 腸内環境改善，免疫力向上，抗菌作用など．

[有効性] 糖尿病患者の血糖値低下，高コレステロール血症患者のコレステロール値低下[2]．

📖ワンポイントアドバイス：妊娠中・授乳中および新生児の摂取は避けたほうがよい．

⦿ホウ素【boron】

[概要] ホウ素は主に植物の細胞壁を維持するのに必要な栄養素. 哺乳類ではおそらく必要といわれているが, 生体内での働きはあまりよくわかっていない. 米国では閉経後の女性に対して, ホウ素を投与した結果, エストロゲンやビタミンDを活性したことから, 骨粗鬆症に有効ではないかといわれているが, 正確に判別されていない. 近年では女性のボディラインを美しくみせるためのサプリメントとして, 海外では市販されているが, その有効性が確かなものかは判別されてない.

[目的] 美容, 白髪防止など.

[有効性] ホウ素欠乏症[2].

⦿ホエイプロテイン【whey protein】

[概要] 牛乳には主に乳清(ホエイ)プロテインとカゼインプロテインの2種類のタンパク質が含まれている. ホエイプロテインは水溶性で, 体内への吸収が早いといわれている. カルシウムをはじめとしたビタミン類, ミネラル類も含む.

[目的] 筋肉増強, 健康増進, 美容など.

[有効性] 乾癬, 小児の湿疹やアトピー性皮膚炎, HIV/AIDS患者の体重減少などの改善[2].

📖 ワンポイントアドバイス: 牛乳アレルギーの患者は注意が必要. 最近では牛乳アレルギーの患者でも摂取できる改良品が市販されている.

⦿ホーリーバジル(トゥルシー, カミメボウキ)【holy basil】

[概要] シソ科の植物. アーユルヴェーダ医学ではストレスに抵抗する作用を持つとされる.

[目的] 抗不安, 抗ストレス, 美容.

[有効性] 有効性を示唆する報告はない[2].

⦿菩提樹［ボダイジュ］(シナノキ, リンデン)【linden】

[概要] 30m以上の落葉広葉高木. 花, 葉, 辺材を乾燥してハーブティーに使用され, リンデンフラワー, リンデンウッドとも呼ばれている.

[目的] 不眠, 不安, 頭痛, むくみの改善など.

[有効性] 有効性を示唆する報告はない[2].

C. サプリメント概要一覧

⦿ホップ（セイヨウカラハナソウ）【hops】

[概要]独特な苦味を持ち，ビールの原材料として広く知られている．原産はヨーロッパ，つる性多年草．ホップに関する情報はビールなど，ホップを原材料とした加工食品には該当しないため注意．

[目的] 不眠症改善，消化促進，リラックス効果など．

[有効性] 有効性を示唆する報告はない[2]．

⦿ボラージ（ルリジサ）【borage】

[概要] ムラサキ科ルリジサ属の一年草．種子からつくられるボラージ油は，γ-リノレン酸が豊富に含まれている．肝毒性のあるピロリジンアルカロイドを含む製品がある．ピロリジンアルカロイドは微量であっても繰り返し摂取すると重篤な静脈閉塞症を引き起こすおそれがある．

[目的] 抗うつ，抗不安，風邪の緩和，（外用として）アレルギー性皮膚炎，湿疹に伴うかゆみなど．

[有効性] 急性呼吸促迫症，未熟児の成長，リウマチなどの改善[1,2]．

⦿ポリコサノール【policosanol】

[概要] さとうきび，米糠，小麦胚芽，果物の外皮などに存在するワックス（ロウ）から抽出される．炭素数20以上の高級脂肪族アルコール類の総称．肝機能改善，飲酒後の血中アセトアルデヒド濃度低下の報告がある．

[目的] 高コレステロール血症，血行促進，二日酔い防止．

[有効性] 間欠性跛行[2]．

⦿マーシュティー（ヒメシャクナゲ，イソツツジ）【marsh tea】

[概要] 別名のイソツツジの精油成分は抗菌・殺菌作用があるといわれる．アロマセラピーでは虫さされに使用されることがある．精油には揮発性の成分も含まれる．

[目的] 虫さされ，イライラ，抗不安など．

[有効性] 有効性を示唆する報告はない[2]．

⦿マイタケ【maitake mushroom】

[概要] ブナ科の根元に発生し，広く一般的に食用されているキノコ．マイタケから抽出されるマイタケエキスはサプリメントとして販売されている．マイタ

177

ケは D-フラクションという物質を多く含み，癌を予防する，中性脂肪を低下するといわれ，研究が進められている.

[目的] 風邪予防，健康増進など.

[有効性] 有効性を示唆する報告はない[*2].

📖❤ワンポイントアドバイス：食品として食べるには問題ないが，サプリメントとして多量に摂取する場合，妊婦は摂取しないほうがよい.

⦿麻黄 [マオウ]【ephedra】

[概要] マオウ科に属する常緑低木. 生薬の麻黄は葛根湯，防風通聖散，小青龍湯などに含まれる. 中枢神経・交感神経系を賦活化するエフェドリンを含む. 日本で麻黄が食品として流通することはなく，米国でも FDA により，サプリメントとしての販売が禁止されている. 以前，麻黄含有製品と OTC 薬の併用による健康被害が報告された. 海外からダイエットや筋肉増強目的のサプリメントを個人輸入などで購入する場合，表示になくても混入のおそれがあり，注意が必要.

📖❤ワンポイントアドバイス：麻黄に含まれるエフェドリンはドーピング検査の対象のため，アスリートの患者は麻黄が含有されている風邪薬などは避けるよう注意する.

⦿マグネシウム【magnesium】

[概要] 必須ミネラルのひとつ. 体内の酵素反応で重要な働きをする. カルシウムとともに骨を丈夫にするのに必要といわれ，いっしょに摂取したほうがよいとされる. ナッツ類，魚介類，豆類に多く含まれる.

[目的] 骨や歯を強くする，イライラを抑える，片頭痛予防など.

[有効性] （栄養機能食品として）マグネシウムが 96〜300 mg 含有されていれば，「骨や歯の形成に必要な栄養素です」と明記できる.（一般的な食品に含まれる成分として）マグネシウム欠乏症の治療と予防，冠状動脈疾患を持つ人における狭心症発作の低減，高コレステロール血症の改善，片頭痛の予防，便秘時および手術や検査前の下剤としての利用など[*1,*2]. 軽症〜中等症の高血圧の改善，月経前症状としての片頭痛および騒音による難聴の予防，グルテン過敏腸疾患による骨粗鬆症における骨密度の増加，腎結石の再発防止など[*1]. 妊娠中の高血圧症，喘息，消化不良，高コレステロール血症などの改善[*2].

📖❤ワンポイントアドバイス：日本頭痛学会では，片頭痛の予防に効果が期待できるサプリメント（食品）として，マグネシウム，フィーバーフュー，ビタミン B_2 を

あげている[*5]. 骨粗鬆症治療薬であるビスホスホネート系製剤とマグネシウムをいっしょに摂取すると, マグネシウム, 薬剤ともに吸収が悪くなり, 効果が減弱するおそれがある. 併用は避けたほうがよい.

⊙マザーワート（ヤクモソウ, メハジキ, ホソバメハジキ）【motherwort】

[概要] ヨーロッパ原産のシソ科のハーブで葉の付け根に淡い紫がかったピンクや白色の花を輪生させる. 益母草（ヤクモソウ）という生薬に利用される. 名前のとおり, 婦人科系の不調などに用いられる.

[目的] 月経不順, 婦人科系疾患, めまい, 腹痛など.

[有効性] 睡眠導入[*2].

⊙マテ茶【mate】

[概要] モチノキ科の常緑低木あるいは小高木. 乾燥させたマテの葉にお湯や水を注いで飲むマテ茶は, アルゼンチンでは日常的な飲み物. カルシウムや鉄, 亜鉛, ビタミンC, ビタミンB群などを豊富に含むことから, 栄養源として, 活力源として, 伝統的飲料とされている. マテ茶のカフェイン量は緑茶やウーロン茶と比べるとやや少ないとされているが, カフェイン類似物質であるテオブロミンやテオフィリンが含まれている. 中枢神経興奮作用を持つこれらの成分の働きにより, 心機能向上, 血流促進, 利尿作用, 疲労回復などの効果があると推測される. ドイツのコミッションEでは, 精神や肉体の疲労に対する使用が承認されている.

[目的] 心身の疲労回復, ダイエット, 腸内環境改善など.

[有効性] 有効性を示唆する報告はない[*2].

⊙マンナ（マンナトネリコ）【manna】

[概要] 南ヨーロッパ原産のモクセイ科の植物マンナノキの植物汁液の乾燥物であるマンナより単離したものをD-マンニトールという.

[目的] 便秘, 痔など.

[有効性] 有効性を示唆する報告はない[*2].

⊙ミツガシワ（スイサイ, ミズハンゲ）【bogbean】

[概要] ミツガシワ科（リンドウ科）の水生多年生植物. 主に葉が用いられ, 食品の香料として使用される. 葉を含む飲料が市販されている. 通常の食品に含ま

れる量を摂取してもおそらく安全といわれる.

[目的] リウマチ, 関節炎, 消化不良など.

[有効性] 有効性を示唆する報告はない[2].

📖 ワンポイントアドバイス：妊娠・授乳中の安全性は十分な情報がないため, 摂取を避けたほうがよい. また, 消化管を刺激する作用があるといわれ, 下痢, 赤痢, 大腸炎の人は摂取しないほうがよい.

⦿ ミルラ（没薬［モツヤク］）（ミルラノキ, 没薬樹）【myrrh】

[概要] 北東アフリカ原産のカンラン科落葉樹. 高さ5m程度. 枝には刺が多い. 樹皮の裂け目からとれるゴム樹脂を乾燥させたものから, 粉末, チンキ剤, 精油などがつくられる. 粉末は歯肉炎に, チンキ剤は口内炎やうがい薬に, 精油は香料に利用される. 風邪や喉の炎症に効果がある生薬「没薬」として用いられる.

[目的] 口内炎, 歯周病, 消化不良, 風邪など.

[有効性] 有効性を示唆する報告はない[2].

⦿ メソグリカン（グリコサミノグリカン）【mesoglycan】

[概要] 牛の肺, 血管（大動脈）, 豚の腸などから得られる物質. グリコサミノグリカンとも呼ばれる. 米国ではアテローム性動脈硬化症に効果があるとされ, サプリメントが市販されている.

[目的] 動脈硬化, 生活習慣病予防, 血流改善など.

[有効性] 静脈瘤に発展する可能性のある血行不良などの改善, 下腿潰瘍の治療の向上, 血清トリグリセリド値の低下, 末梢動脈疾患患者の歩行時の疼痛緩和, 脳血管障害患者のQOLの改善[2].

⦿ メトキシル化フラボン（ポリメトキシフラボノイド）【methoxylated flavones】

[概要] フラボノイドの一種で抗酸化物質. 柑橘類に多く含まれ, ポリメトキシフラボノイドという総称でも呼ばれ, シークワーサに多く含まれるノビレチンやタンゲレチンなどが該当する.

[目的] 美容, 抗酸化作用, 生活習慣病予防など.

[有効性] 有効性を示唆する報告はない[2].

C. サプリメント概要一覧

⊙メラトニン【melatonin】

[概要] 睡眠に関係するメラトニンは，脳の松果体という部分から分泌されるホルモン．日中は分泌されず，夜になると活発に分泌される．メラトニンは時差ボケや睡眠障害を改善するとして，米国などではサプリメントとしても販売されている．一方，日本では，メラトニンをサプリメントや食品として販売することは禁止されている．しかし，個人輸入などでメラトニンを入手することができ，大量摂取によると思われるメラトニン中毒（意識障害など）を起こした例が報告されている．ワルファリンカリウムとの併用は危険．

[目的] 不眠，時差ボケ，アンチエイジングなど．

[有効性] 睡眠障害[*1*2]．時差ボケ，手術前の不安軽減，高血圧症の改善など[*2]．

📖❤ワンポイントアドバイス：メラトニンは血圧や血糖値，眼圧などを変動させるといわれる．他にも鎮静作用を持つ薬剤（抗うつ薬，睡眠薬など）や血液凝固阻止薬の作用を強めるともいわれ，すでに疾患を持っている患者が自己判断で摂取することは控えるよう注意する．

⊙メリッサ（コウスイハッカ, セイヨウヤマハッカ, レモンバーム）【melissa】

[概要] シソ科の多年生のハーブ．日本ではレモンバームと呼ばれ，一般的に鎮痛効果，鎮静効果があるといわれている．ドイツのコミッションEでは，神経性不眠症および消化器系に対するメリッサの使用を承認している．

[目的] 不安や不眠の改善，抗菌，冷え，ダイエットなど．

[有効性] 不眠，アルツハイマー病，口唇ヘルペス（外用）などの改善[*1*2]．消化不良，ストレス，乳幼児の疝痛などの改善[*2]．

📖❤ワンポイントアドバイス：妊娠中・授乳中の摂取は避けたほうがよい．

⊙モクレン【magnolia】

[概要] マグノリアとも呼ばれる．樹皮や根皮は厚朴という生薬となる．厚朴は半夏厚朴湯，柴朴湯などに含まれる．

[目的] イライラ，鎮静，ストレスによる肥満など．

[有効性]（生薬の厚朴として）健胃，鎮痛など．（一般的な食品として）有効性を示唆する報告はない[*2]．

⊙薬用ガレーガ【goat's rue】

[概要] アジアおよびヨーロッパ大陸原産のマメ科の多年草．地上部が血糖降

下作用があるといわれ，利用されている．フランスでは女性の乳汁分泌を促進するハーブとして流通されているが，フランス食品衛生安全庁は安全性に関するデータが不足しているという意見書を提出している．

[目的] 血糖値低下，利尿，乳汁分泌促進など．

[有効性] 有効性を示唆する報告はない[*2]．

⦿ユーカリ（ユーカリノキ，ユーカリプタス）【eucalyptus】

[概要] オーストラリア原産の常緑高木．コアラの主食として知られる．オーストラリア先住民のアボリジニは伝統的にユーカリを薬として使用してきた．按葉（アンヨウ）という生薬の原料になる．葉を水蒸気蒸留して得られるユーカリ油は民間薬，のど飴，軟膏，香料などに用いられる．大量に服用すると中毒を起こして死亡することがあり，注意が必要．

[目的] 抗菌作用，気管支炎，花粉症など．

[有効性] 気管支炎[*1*2]，去痰[*1]．

📖ワンポイントアドバイス：妊婦や授乳婦は摂取を避けたほうがよい．炎症を伴う胆管や消化管および肝疾患の患者は摂取しないほうがよい．

⦿葉酸（ビタミン B_9）【folic acid】

[概要] 造血に必要な水溶性ビタミン．造血にかかわらず，生体内ではDNAやアミノ酸の合成にも関与している．緑黄色野菜やレバーに多く含まれる．

[目的] 貧血，口内炎予防，胎児の正常な発育，免疫力向上など．

[有効性]（栄養機能食品として）葉酸が $72 \sim 200\,\mu g$ 含まれていれば，「葉酸は赤血球の形成を助ける栄養素です．葉酸は胎児の正常な発育に寄与する栄養素です」と明記できる．（一般的な食品に含まれる成分として）高ホモシステイン血症の治療，先天性の神経管欠損症のリスク減少，関節リウマチ治療におけるメトトレキセートの副作用軽減など[*1*2]．葉酸欠乏，加齢黄斑変性，うつ病，高血圧症，妊娠中の歯肉病などの改善[*2]．

📖ワンポイントアドバイス：妊婦における葉酸不足は胎児の神経管閉鎖障害を引き起こすため，厚生労働省は妊娠を計画している女性や妊娠の可能性がある女性に，1日 $400\,\mu g$ 摂取するように呼びかけている．

⦿ヨーグルト（乳酸菌）【yogurt】

[概要] 発酵乳の一種．ヨーグルトは乳酸菌（p.159 ページ）を多く含む．ブルガ

リア株をはじめとして，乳酸菌は腸内にまで生きて届くことはほとんどなく，不活化した菌や代謝産物が腸内で有効に働くとされている．製品によってはビフィズス菌も含まれ，ビフィズス菌は腸まで届くといわれている．特定の乳酸菌を含有したヨーグルトは，それぞれ期待される効果を持つ特定保健用食品や機能性表示食品として販売されている．

[目的] 便秘，下痢，健康増進，花粉症など．

[有効性]（特定の乳酸菌を含む特定保健用食品として）腸内細菌のバランスを整えて，お腹の調子を良好に保つ．（一般的な食品として）小児の下痢，抗生物質に関連する下痢，乳糖不耐症，高コレステロール血症などの改善[2]．

⊙ヨーロピアンバックソーン（セイヨウクロウメモドキ）【european buckthorn】

[概要] 黒い小さな果実が便秘に対して利用される．日本に自生しているクロウメモドキの果実はソリシという生薬に利用され，専ら医薬品として使用される成分に指定されているため，食品として流通することができない．

[目的] 便秘の改善．

[有効性] 便秘[1,2]．

⊙ライコウトウ（タイワンクロヅル）【thunder god vine】

[概要] ニシシギ科のつる性木本．中国では400年以上の間，健康目的で利用．

[目的]（伝統医療または民間療法として）過長月経，関節リウマチ，多発性硬化症，紅斑性狼瘡などの自己免疫性疾患．

[有効性] 関節リウマチ[1,2]．

📖 ワンポイントアドバイス：妊娠中の摂取は避けたほうがよい．

⊙ライム（実，皮）【lime】

[概要] 柑橘類の一種．ビタミンC，葉酸，クエン酸などを含む．薬物代謝酵素のCYP3A4の働きを阻害するフラノクマリン類を含んでいるため，医薬品との飲み合わせには注意が必要．

[有効性] 有効性を示唆する報告はない[2]．

⊙ラビジ（ロベジ，ラベージ）【lovage】

[概要] セリ科の多年草．ハーブとして，伝統的に利用されてきた．ラベージ

茶には消化促進作用があるといわれている．ケルセチン（p.140 ページ）が含まれるため，薬との相互作用には注意が必要．

[目的] 消化促進，美容など．

[有効性] 有効性を示唆する報告はない[*2]．

◉ラベンダー【lavender】

[概要] 芳香性を持つ常緑の低木．ラベンダーの花の先端部分は，水蒸気蒸留による精油や溶剤抽出による抽出物の獲得などに利用される．一般的に，ラベンダーは精神を落ち着かせる作用があるといわれる．ドイツのコミッション E では，不眠症や神経性胃炎に対する使用が承認されている．

[目的] 不安，不眠，頭痛，胃のむかつき，脱毛など．

[有効性] 円形脱毛症の改善（他のハーブと組み合わせて外用で使用する場合）[*1*2]．不安軽減[*2] など．

📖 ワンポイントアドバイス：ラベンダーはハーブティーやサプリメントとして摂取されることがあり，軽い不眠やうつ症状，神経性の胃炎などの改善を助けるともいわれる．毎日のストレス解消や病気の予防に，役立てたいが，抗不安薬や抗うつ薬，睡眠薬などの作用に影響を及ぼす可能性も指摘されている．すでに治療中の疾患がある場合，サプリメントの摂取は避けたほうがよい．

◉藍藻［ランソウ］（スピルリナ）【blue green algae】

[概要] タンパク質，鉄などのミネラルを多く含む藍藻のひとつ．細菌，重金属などを含む可能性があるので，過剰摂取には注意．ミクロシスチン（藍藻類のひとつ）は肝毒性があるので注意．小児は感受性が高いため摂取を避ける．ビタミン K を含む商品もあり，ワルファリンなどとの相互作用に注意する．

[目的] コレステロール低下，体重減少．

[有効性] 有効性を示唆する報告はない[*2]．

📖 ワンポイントアドバイス：血液凝固阻止薬のワルファリンを服用している患者は，藍藻（スピルリナ）に含まれるビタミン K が薬剤の作用を弱める可能性があるため，注意が必要．藍藻（スピルリナ）はカリウムも含まれるため，カリウム保持性利尿薬などの降圧薬による高カリウム血症にも同様に注意が必要．

◉リチウム【lithium】

[概要] リチウム塩として医薬品やサプリメントに含まれる．日本では炭酸リ

チウムが躁病の医療用医薬品として流通しているが，サプリメントの流通はない．海外では医薬品での流通のほかに，アスパラギン酸リチウムがサプリメントとして流通している．カナダでは医薬品成分のオロチン酸リチウムが無許可にサプリメントとして販売されていることへの注意喚起があり，日本の国立健康・栄養研究所はその情報を開示している．

[目的] うつ状態や躁状態の改善，気分安定など．

[有効性] 双極性障害，うつ病，統合失調症や関連する精神疾患，ADHD に関連する衝動的な攻撃行為などの改善[*2]．

📖🔖**ワンポイントアドバイス**：リチウムは有効域と中毒域が近く，定期的な血清リチウム濃度の測定が必要な薬剤である．リチウムが体内に貯まっていくと，腎障害，脱水状態，発熱など様々な副作用を引き起こす．サプリメントでも同様の作用，副作用が起きると考えられ，海外から個人輸入などで入手する際には特に注意が必要である．

◉リボース（D-リボース）【ribose】

[概要] 単糖の一種で，核酸の構成要素．心筋と骨格筋において ATP の生合成促進作用があることと，添加物や甘味料として認められていることから，サプリメントやスポーツ飲料，エナジードリンク類に使用されることが多い．

[目的] 疲労回復，筋肉痛の予防，運動能力の向上など．

[有効性] 冠動脈疾患の患者の心機能改善，ミオアデニル酸デアミナーゼ欠損症の改善など[*2]．

◉リョクチャ【green tea】

[概要] 世界で最も飲まれている茶飲料．製造工程により，緑茶，ウーロン茶，紅茶などがある．カテキン，タンニン，フラボノイド，カフェイン（p.131 ページ）などを含む．緑茶から抽出される茶カテキンを含む特定保健用食品が市販されている．

[目的] ダイエット，美容，風邪予防，日々の健康増進など．

[有効性]（緑茶から抽出された茶カテキンを含む特定保健用食品）脂肪を代謝する力を高め，体脂肪を減らすのを助ける．（一般的な食品としての緑茶）高コレステロール血症，血圧調整，パーキンソン病の予防および進行抑制，口内のロイコプラキー，子宮頸部形成異常など[*1*2]．下痢の改善，認識能の向上，食道癌・胃癌・膵臓癌・大腸癌・膀胱癌・卵巣癌の予防および乳癌の再発予防[*1]．閉経下

女性の骨粗鬆症，冠動脈疾患などのリスク減少[*2].

⦿リンゴ酢【apple cider vinegar】

［概要］砕いたリンゴを発酵させて作った酢．一般的に，疲労回復によい，生活習慣改善によいなどといわれ，古くから親しまれてきた調味料．リンゴ黒酢に含まれるガラクトオリゴ糖や酢酸を関与成分とした特定保健用食品が流通している．

［目的］生活習慣病予防，運動時のパフォーマンス向上，血圧低下など．

［有効性］（リンゴ黒酢に含まれるガラクトオリゴ糖を関与成分とした特定保健用食品）腸内のビフィズス菌を適正に増やし，お腹の調子を整える．（リンゴ酢に含まれる酢酸を関与成分とした特定保健用食品）食酢の主成分である酢酸を含んでおり，血圧が高めの人に適する．（一般的な食品としてのリンゴ酢）有効性を示唆する報告はない[*2].

⦿霊芝［レイシ］（マンネンタケ，ロッカクレイシ）【reishi mushroom】

［概要］担子菌類のひとつ．中国では古くから漢方素材として重宝されてきた．現在ではサルノコシカケの一種であるマンネンタケを霊芝と呼ぶ．

［目的］癌の予防，抗腫瘍効果，免疫力向上など．

［有効性］有効性を示唆する報告はない[*2].

🔖**ワンポイントアドバイス**：霊芝は血圧や血液の凝固などに影響を及ぼす可能性があるため，降圧薬や血液凝固阻止薬，抗血小板薬を服用している人，血圧が低い人，出血しやすい疾患・体質の人は，摂取しないほうがよい．

⦿レッドクローバー（ムラサキツメクサ，アカツメクサ）【red clover】

［概要］ヨーロッパおよびアジア原産のマメ科多年草，紅紫色の花をつける．花は紅車軸草と呼ばれ，漢方薬の原料となる．イソフラボンを含むといわれ，一般的に，更年期障害の症状緩和によいとされ，女性の美容と健康を保つ効果があるといわれている．

［目的］更年期障害の症状緩和，美容，骨粗鬆症など．

［有効性］有効性を示唆する報告はない[*2].

⦿レンギョウ（レンギョウウツギ）【forsythia】

［概要］中国原産のモクセイ科，一般的に果実に抗酸化作用があるといわれる．

C. サプリメント概要一覧

果実は生薬の「レンギョウ」に使用される．銀翹散，防風通聖散などに含まれる．

[目的] 気管支炎，喉の痛みなど．

[有効性]（生薬のレンギョウとして）鎮痛，抗菌作用など．（一般的な食品として）有効性を示唆する報告はない[*2]．

📖ワンポイントアドバイス：妊娠中・授乳中の摂取は避けたほうがよい．

⊙レンゲ（オウギ）【astragalus】

[概要] マメ科ゲンゲ属．中国では伝統的に薬用植物として利用されてきた．健康目的では，キバナオウギとナイモウオウギが用いられる．日本では根が「オウギ」という生薬に使用される．「オウギ」は防已黄耆湯，十全大補湯など，多くの漢方薬に配合されている．サプリメントには葉・花・茎が用いられる．

[目的] 滋養強壮，花粉症，むくみの解消など．

[有効性]（生薬のオウギとして）利尿，血圧低下など．（一般的な食品として）有効性を示唆する報告はない[*2]．

⊙ローズヒップ【rose hips，wild dog rose，dog rose】

[概要] 様々なバラ科バラ属の緋紅色の果実．新鮮なローズヒップにはビタミンC（p.166 ページ）が豊富に含まれるといわれ，貴重なビタミン源とされてきた．食品としてはお茶，ジャム，スープなどに利用される．日本や中国ではナニワイバラの実を金桜子（キンオウシ）と呼び，抗菌作用があるとして，下痢や頻尿に利用していた．機能性表示食品にはローズヒップ由来の成分を含むものがある．

[目的] 免疫力向上，便秘，抗ストレス，美容など．

[有効性]（ローズヒップ由来のティリロサイドを含む機能性表示食品として）体脂肪を減らす．（一般的な食品として）変形性関節症の改善[*2]．

⊙ワイルドレタス（ラクツカリュームソウ，トゲハニガナ，ケジシャ）【wild lettuce】

[概要] ヨーロッパ全土に分布するキク科の1年または2年草．アヘンに似た催眠効果や鎮痛効果など向精神作用を持つといわれる．主に乳液および葉が利用される．

[目的] 咳，喘息，喉の痛みなど．

[有効性] 有効性を示唆する報告はない[*2]．

📖ワンポイントアドバイス：大量に摂取することは危険．妊娠中・授乳中の人や前

立腺肥大および狭隅角緑内障の患者は摂取を避けたほうがよい.

◉ワイン【wine】

[概要] ワインはブドウを発酵させて調製したアルコール飲料. チラミンを含む. 皮の色素成分が果汁に移行する赤ワインはポリフェノールを多く含むといわれる. 肉や乳製品を多く食べるフランスにおいて, 健康寿命が長いことは一見矛盾して見えることから, フレンチ・パラドックスと呼ばれる. その原因は赤ワインに含まれるポリフェノール(特にレスベラトロール)の抗酸化作用や血流改善作用にあるとされている.

[目的] 日々の健康増進など.

[有効性] (アルコール飲料として適量を守る場合)心臓発作・脳卒中・アテローム性動脈硬化症・狭心症などの予防, 心臓病や脳卒中による死亡リスクの低下, 加齢に伴う記憶力の維持, 2型糖尿病および糖尿病患者の心疾患の予防, うっ血性心不全の予防など[2].

<参考文献>

[1] 国立健康・栄養研究所「健康食品」の安全性・有効性情報　http://hfnet.nibiohn.go.jp/(2018年6月閲覧)

[2] RxList　https://www.rxlist.com/script/main/hp.asp(2018年6月閲覧)

[3] 厚生労働省　e-ヘルスネット 食物と薬の相互作用(健康食品編)　https://www.e-healthnet.mhlw.go.jp/information/food/e-06-004.html(2018年6月閲覧)

[4] 日本頭痛学会:慢性頭痛の診療ガイドライン 2013, p.174

[5] 厚生労働省　海外におけるブラックコホシュの利用に関する注意喚起について　http://www.mhlw.go.jp/kinkyu/diet/060803-1.html(2018年6月閲覧)

[6] 日本骨粗鬆症学会:骨粗鬆症の予防と治療ガイドライン 2015年版, p.79

索　引

頁数の太字は第3章-C「サプリメント概要一覧」での掲載頁を示しています.

あ

亜鉛　30, 83, **117**

アカツメクサ　☞レッドクローバー

アガリクス　44, **117**

アカルボース　46

阿魏［アギ］☞ジャイアントフェンネル

アキウコン　☞ウコン

アキシチニブ　34

アクトス　46

アサフォティアダ　☞ジャイアントフェンネル

アシュワガンダ　38, 44, 64, 91, 95, 96, **118**

アスコルビン酸　☞ビタミンC

アスペノン　57

アセチル-L-カルニチン　51, **118**

アセロラ　52, **119**

アデール　88

アデノシン-L-メチオニン　☞S-アデノシルメチオニン

アドセトリス　31

アトモキセチン塩酸塩　74

アナストロゾール　25

アナトー　☞ベニノキ

アナフラニール　70

アニス　28, 83, **119**

アビラテロン酢酸エステル　29

アフィニトール　35

アプニション　82

アプリンジン塩酸塩　57

アベマイド　45

アベンス　☞セイヨウダイコンソウ

アマチャヅル　☞ジアオグラン

アマニ　☞亜麻の種子

亜麻仁油　☞アマニ油

アマニ油　48, **119**

亜麻の種子　44, 48, 83, **119**

アミオダロン塩酸塩　58

アミサリン　57

アミトリプチリン塩酸塩　69

アミノフィリン　82

アムノレイク　37

アメリカジンセン　44, 99, **120**

アメリカニワトコ　☞アメリカンエルダー

アメリカニンジン　☞アメリカジンセン

アメリカルイヨウボタン　☞ブラックコホッシュ

アメリカンエルダー　21, 22, 23, 24, 25, 26, 27, 28, 29, 30, 31, 32, 33, 34, 35, 36, 37, 40, 41, 46, 47, 50, 52, 53, 59, 60, 62, 65, 66, 67, 73, 74, 77, 78, 79, 88, 90, 92, 93, 94, 96, 97, 98, 100, 101, **120**

アメリカンエルダーフラワー　☞アメリカンエルダー

アモキサピン　70

アモキサン　70

アモバルビタール　94

アモバン　98

アリミデックス　25

アルキル化薬　22

アルダクトンA　89

アルタミス　☞フィーバーフュー

アルニカ　48, **120**

α-グルコシダーゼ阻害薬　46

α-リポ酸　22, **117**

アルファルファ　38, 52, 83, 84, **120**

189

アルプラゾラム　93
アレキサンドリア　☞センナ
アレクチニブ塩酸塩　33
アレセンサ　33
アレビアチン　76
アレルギーに対する注意　107
アロエ　☞アロエベラ
アロエベラ　44, 51, 63, 86, 89, **121**
アログリプチン安息香酸塩　46
アロマシン　26
アロマターゼ阻害薬　25
アンカロン　58
アンドログラフィス・パニクラータ　☞
　センシンレン

い

イージム　111
イエロードック　51, 63, **121**
イカリソウ　48, 56, 57, 58, 59, 60, 64, 65,
　69, **121**
イグザレルト　49
イクスタンジ　29
イソツツジ　☞マーシュティー
イソミタール　94
イタドリ　☞虎杖［コジョウ］
イチジク　43, 44, **122**
イチョウ　20, 23, 25, 26, 27, 29, 30, 32, 37,
　40, 41, 45, 47, 48, 50, 52, 53, 54, 56, 57,
　58, 59, 60, 62, 63, 65, 66, 67, 68, 69, 70,
　71, 72, 75, 77, 78, 79, 81, 82, 88, 90, 92,
　93, 96, 100, 101, **122**
イチョウ葉エキス　☞イチョウ
イヌハッカ　☞キャットニップ
イノシトール6リン酸　☞フィチン酸
イホスファミド　22
イボツヅラフジ　☞ティノスポラ・コル
　ディフォリア
イホマイド　22
イマチニブメシル酸塩　32

イミノスチルベン系薬　78
イミプラミン塩酸塩　70
イラクサ　44, 52, 64, 73, 91, **122**
イリノテカン塩酸塩水和物　30
医療経済研究・社会保険福祉協会 健康食
　品フォーラム　112
イレッサ　32
インクレチン関連薬　46
インゲン豆抽出物　44, **123**
インジナビル硫酸塩エタノール付加物
　20
インスリン　43
インディアン・スネークルート　☞イン
　ドジャボク
インドジャボク　63, 64, 70, 86, 89, 99,
　100, **123**
インドセンダン　38, 44, 73, **123**
インドニンジン　☞アシュワガンダ
インビラーゼ　20
インプロメン　65
インライタ　34

う

ウイキョウ　☞フェンネル
ウィザニア　☞アシュワガンダ
ウィタニア　☞アシュワガンダ
ウィローバーク　☞セイヨウシロヤナギ
ウィンターグリーン　51, **124**
ウインタミン　64
ウーロン茶　49, 60, 68, 71, 73, 81, 82, 83,
　95, 100, **124**
ウコン　48, **124**
ウサギギク　☞アルニカ
ウスベニタチアオイ　44, 73, **125**
ウチワサボテン　44, **125**
ウバウルシ　73, **125**
ウマゴヤシ　☞アルファルファ
ウミクロウメモドキ　☞サーチ
梅の実　48, **125**

え

エイコサペンタエン酸　☞EPA

エキセメスタン　26

エキナケア　☞エキナセア

エキナセア　21, 23, 25, 26, 27, 29, 30, 37,
38, 40, 41, 47, 50, 52, 53, 56, 57, 59, 60,
62, 63, 66, 68, 69, 72, 75, 77, 78, 79, 81,
82, 88, 90, 92, 93, 95, 96, 101, **126**

エクオール　☞大豆

エクザール　23

エクセグラン　78

エスクレ　98

エスゾピクロン　98

エゾウコギ　44, 48, 51, 57, 64, 68, 72, 73,
75, 76, 79, 81, 82, 91, 92, 97, **126**

エゾノギシギシ　☞イエロードック

枝豆　☞大豆

エチゾラム　92

　　──との併用で注意すべきサプリメン
　　ト　92

エチルエステル　☞ビンポセチン

エチレンジアミン四酢酸　43, 51, 86, 89,
126

エドキサバントシル酸塩水和物　49

エトスクシミド　77

エトポシド　31

エピレオプチマル　77

エファビレンツ　20

エフィエント　53

エフピー　99

エベロリムス　35, 38

エミレース　65

エリキャンペーン　64, 91, **127**

エルダー　☞アメリカンエルダー

エルダーフラワー　44, **127**

エルダーベリー　38, **127**

エルロチニブ塩酸塩　32

エンザルタミド　29

塩酸セルトラリン　71

エンドキサン　22

お

オイテンシン　89

オウギ　☞レンゲ

黄連［オウレン］　21, 22, 24, 25, 26, 27,
28, 29, 30, 31, 32, 33, 34, 35, 36, 37, 40,
41, 46, 47, 50, 52, 53, 59, 60, 62, 65, 66,
67, 69, 74, 77, 78, 79, 88, 90, 92, 93, 94,
96, 97, 98, 100, 101, **127**

オオアザミ　45, 51, 76, 92, 97, **128**

オオグルマ　☞エリキャンペーン

大葉子［オオバコ］　**128**

オオバナサルスベリ　☞バナバ

オオマツヨイグサ　☞月見草油［ツキミ
ソウユ］

オオミサンザシ　☞サンザシ

大麦　44, **128**

オーラップ　68

オールスパイス　48, **129**

オクタコサノール　48, 99, **129, 177**

オタネニンジン　☞朝鮮ニンジン

オプンティア　☞ウチワサボテン

オリーブ　44, **129**

オリベス　58

オレイフ　☞オリーブ

オレガノ　73, **129**

オレゴングレープ　20, 21, 22, 23, 24, 25,
26, 27, 28, 29, 30, 31, 32, 33, 34, 35, 36,
37, 39, 40, 41, 46, 47, 52, 53, 56, 59, 60,
62, 65, 66, 67, 69, 74, 77, 78, 79, 88, 90,
93, 94, 96, 97, 98, 100, 101, **130**

オングリザ　46

オンコビン　23

か

ガーリック　☞ニンニク

ガイドラインに掲載されているサプリメ
ント　87

カウヘイジ　44, 64, 70, 99, **130**

カカオ　45, 68, 73, 81, 82, 83, 100, **130**

垣根芥子［カキネガラシ］　56, 62, 86, 89, **130**

カスカラ　51, 63, 86, 89, **130**

カスカラサグラダ　☞カスカラ

カソデックス　28

カテコラミン　88

カバサール　100

カバジタキセル アセトン付加物　25

カビントン　☞ビンポセチン

カフェイン　48, 60, 68, 71, 73, 79, 81, 82, 95, 100, **131**

カペシタビン　22

カベルゴリン　100

カミツレ　20, 21, 22, 23, 24, 25, 26, 27, 28, 29, 30, 31, 32, 33, 35, 36, 37, 39, 40, 41, 46, 47, 50, 51, 52, 53, 56, 59, 60, 62, 64, 65, 66, 67, 69, 72, 74, 77, 78, 79, 83, 84, 88, 90, 91, 93, 94, 95, 96, 97, 98, 100, 101, **131**

カミメボウキ　☞ホーリーバジル

ガムググル　☞グッグル

カモミール　☞カミツレ

カラトウキ　☞ドンクアイ

ガラナブレッド　☞ガラナ豆

ガラナ豆　48, 60, 68, 71, 73, 81, 82, 83, 95, 100, **132**

カリウム　81, 89, **132**

カリウム保持性利尿薬　89

カルシウム　59, 60, 62, 83, 85, 86, **132**

カルシウムとビスホスホネート製剤　85

カルシニューリン阻害薬　39

カルバマゼピン　78

カレンジュラ　64, 91, **133**

カワリハラタケ　☞アガリクス

カンアオイ　☞冬葵［フユアオイ］

冠拡張薬　81

甘草［カンゾウ］　21, 22, 23, 24, 25, 26,

27, 28, 29, 30, 31, 32, 33, 34, 35, 36, 37, 39, 40, 41, 46, 47, 50, 51, 52, 53, 57, 59, 61, 63, 65, 66, 67, 69, 74, 76, 77, 78, 79, 83, 86, 88, 89, 90, 93, 94, 96, 97, 98, 100, 101, **133**

岩藻　☞ブラダーラック

ガンマーリノレン酸　48, 65, **134**

き

キカラスウリ　44, **134**

キシロカイン　58

キトサン　51, 110, **134**

キニジン硫酸塩水和物　56

気分安定薬　73

ギムネマ　43, 44, **135**

ギムネマシルベスタ　☞ギムネマ

キャッツクロー　21, 23, 25, 26, 27, 29, 30, 37, 39, 40, 41, 47, 50, 52, 53, 56, 59, 60, 62, 63, 66, 69, 77, 78, 79, 88, 90, 93, 95, 96, 101, **135**

キャットニップ　64, 73, 91, 99, **135**

キャベツ　☞ケール

キャラウエイ　44, **135**

魚油　48, 84, **135**

キラヤ　45, **136**

キンエイカ　☞ハナビシソウ

キンセンカ　☞カレンジュラ

く

グアガム　45, 83, **136**

クアゼパム　97

クエチアピンフマル酸塩　67

クエルセチン　☞ケルセチン

クコ　44, 45, 51, 76, 92, 97, **136**

クコシ　☞クコ

クコヨウ　☞クコ

葛［クズ］　22, 28, 48, **136**

グッグル　21, 22, 23, 24, 25, 26, 27, 28, 29, 30, 31, 32, 33, 34, 35, 36, 37, 39, 40, 41,

索　引

46, 47, 48, 50, 53, 57, 59, 61, 63, 65, 66, 67, 69, 74, 77, 78, 79, 83, 84, 88, 90, 93, 94, 96, 97, 98, 100, 101, **137**
クマリン系薬　50
クミン　☞キャラウエイ
クランベリー　51, **137**
グリーンコーヒー　83, **137**
クリキシバン　20
グリコサミノグリカン　☞メソグリカン
グリコラン　45
クリシン　**138**
クリゾチニブ　33
グリベック　32
クルクミン　☞ウコン
グルコサミン硫酸塩　24, 50, **138**
グルコバイ　46
グルコマンナン　44, **138**
グルタミン　22, 75, **138**
グレープフルーツ　20, 23, 25, 27, 29, 30, 31, 32, 34, 35, 36, 37, 38, 39, 40, 45, 46, 49, 51, 52, 53, 56, 57, 58, 60, 62, 63, 65, 66, 68, 70, 72, 75, 76, 77, 78, 79, 81, 82, 83, 88, 89, 92, 93, 94, 95, 97, 100, **139**
グレープフルーツ種子抽出物　20, 23, 25, 27, 29, 30, 37, 38, 39, 40, 45, 46, 49, 51, 52, 53, 56, 58, 60, 62, 63, 65, 68, 70, 72, 75, 76, 77, 78, 79, 81, 82, 83, 88, 89, 92, 93, 94, 95, 97, 100, **139**
クロザピン　68
クロザリル　68
クロナゼパム　77
クロニガハッカ　☞ブラックホアハウンド
クロピドグレル硫酸塩　52
クロミプラミン塩酸塩　70
クロム　43, **139**
クロルプロパミド　45
クロルプロマジン塩酸塩　64
クロレラ　38, 52, 54, **139**

け

経口避妊薬　84
ゲウム　☞セイヨウダイコンソウ
ケール　52, 58, 68, 71, 72, 75, 76, 79, 82, **140**
ケジシャ　☞ワイルドレタス
血液凝固阻止薬　48
血液障害とサプリメント　55
月下美人　☞セレウス
ゲッケイジュ　64, 91, 99, **140**
血糖降下薬　44, 47
ケフィア　38, **140**
ゲフィチニブ　32
ゲムツズマブ オゾガマイシン　31
ケルセチン　21, 23, 24, 25, 26, 27, 29, 30, 37, 39, 40, 41, 47, 50, 51, 52, 53, 59, 60, 62, 63, 66, 69, 73, 76, 77, 78, 88, 90, 92, 93, 95, 96, 97, 101, **140**
ケルプ　☞コンブ

こ

抗 HIV 薬　20
抗悪性腫瘍薬　22
降圧薬　86
抗アンドロゲン薬　28
抗エストロゲン薬　27
抗血小板薬　52
コウスイハッカ　☞メリッサ
合成 Xa 阻害薬　49
紅茶　48, 51, 60, 68, 71, 73, 81, 82, 83, 95, 100, **141**
抗てんかん薬　75
抗不安薬　91
高麗人参　☞朝鮮ニンジン
抗リウマチ薬　83
コエンザイム Q10　☞CoQ10
コートン　41
コーヒー　48, 60, 68, 70, 71, 73, 81, 82, 83, 95, 100, **141**

ゴーヤ　☞ニガウリ
コーンシルク　41, 44, 52, 86, 89, 141
国民生活センター　111
国立健康・栄養研究所　2
国立国会図書館　112
ココア　☞カカオ
虎杖［コジョウ］　83, 141
骨粗鬆症治療薬　85
コルチゾン酢酸エステル　41
コルホルシンダロパート塩酸塩　88
コロハ　☞フェヌグリーク
コンスタン　93
コンドロイチン硫酸　51, 142
コンニャクマンナン　☞グルコマンナン
コンブ　63, 89, 142

さ

ザーコリ　33
サージ　☞サーチ
サーチ　48, 142
サーティカン　38
サイアザイド利尿薬　86
サイタズマ　☞虎杖［コジョウ］
ザイティガ　29
細胞増殖シグナル阻害薬　38
サイリウム　44, 52, 63, 73, 78, 143, 172
サインバルタ　72
サキサグリプチン水和物　46
サキナビルメシル酸塩　20
サクシミド系薬　77
サクリュウカ　☞サーチ
ザクロ　32, 57, 58, 65, 67, 69, 70, 71, 74,
　100, 143
沙棘［サジー］　☞サーチ
サムスカ　89
サメント　☞キャッツクロー
サルサ　☞サルサパリラ
サルサパリラ　62, 73, 143
ザロンチン　77

三環系抗うつ薬　69
サンザシ　144
サンセキリュウ　☞ザクロ
サンディミュン　39

し

ジアオグラン　38, 48, 144
ジアゼパム　93
ジェイゾロフト　71
ジェブタナ　25
地黄［ジオウ］　44, 144
四環系抗うつ薬　70
ジギタリス製剤　62
ジギラノゲン　63
シクロスポリン　39
　――とセントジョーンズワートについ
　て　42
シクロホスファミド水和物　22
ジゴキシン　62
ジゴシン　62
シスプラチン　30
ジソピラミド　56
　――とサプリメントの相互作用　61
シナノキ　☞菩提樹［ボダイジュ］
ジピリダモール　81
シベノール　57
シベリア人参　☞エゾウコギ
シベンゾリンコハク酸塩　57
ジャーマン・カモミール　☞カミツレ
ジャイアントフェンネル　48, 145
シャクヤク　48, 76, 145
車前草［シャゼンソウ］　☞大葉子［オ
　オバコ］
シャボンの木　☞キラヤ
ジャンボラン　44, 145
シュアポスト　45
ジュニパー　44, 145
ジュニパーベリー　☞ジュニパー
ショウガ　48, 51, 146

索　引

城西大学食品－医薬品相互作用データ
　ベース　113
硝酸薬　86
消費者庁食品表示　113
女性ホルモン製剤　83
白インゲン豆　☞インゲン豆抽出物
シログルミ　☞バターナット
シロスタゾール　53
シロリムス　36
シンビット　59
心不全治療薬　88

す

スイサイ　☞ミツガシワ
膵臓ホルモン薬　43
睡眠薬　91
スカンポ　☞虎杖［コジョウ］
スギ花粉含有製品　107
スギナ　☞ツクシ
スターシス　45
スチリペントール　79
ストックリン　20
ストラテラ　74
スパニッシュセージ　☞セージ
スピルリナ　☞藍藻［ランソウ］
スピロノラクトン　89
スプリセル　34
スルフォラファン　57, 58, 68, 70, 72, 75,
　79, 81, 82, **146**
スルホニル尿素系　45

せ

精神刺激薬　74
精神神経用薬　64
セイヨウイソノキ　**147**
セイヨウオトギリソウ　☞セントジョー
　ンズワート
セイヨウカノコソウ　21, 22, 24, 25, 26,
　27, 28, 29, 30, 31, 32, 33, 34, 35, 36, 37,

39, 40, 41, 46, 47, 50, 52, 53, 56, 59, 60,
　64, 65, 66, 67, 69, 74, 77, 78, 90, 91, 94,
　96, 97, 98, 100, **147**
セイヨウカラハナソウ　☞ホップ
セイヨウクロウメモドキ　☞ヨーロピア
　ンバックソーン
セイヨウシロヤナギ　48, **147**
セイヨウダイコンソウ　41, 56, 62, 86, 89,
　147
セイヨウタンポポ　57, 58, 68, 70, 72, 73,
　75, 79, 81, 82, **148**
セイヨウトチノキ（種子）　44, 48, 73,
　148
セイヨウニワトコ　☞エルダーベリー
セイヨウニンジンボク　☞チェストベ
　リー
セイヨウハッカ　☞ペパーミント
セイヨウメギ　☞バーベリー
セイヨウヤドリギ　38, **148**
セイヨウヤマハッカ　☞メリッサ
セイヨーノコギリソウ　☞ノコギリソウ
セージ　44, 64, 75, 91, **146**
セキリョウ　☞ザクロ
セディール　94
セラペプターゼ　48, **149**
セルシン　93
セルセプト　38
セレウス　62, 99, **149**
セレギリン塩酸塩　99
セレネース　65
セレン　51, 75, **149**
ゼローダ　22
セロクエル　67
セロトニン／ドパミン遮断薬（SDA）
　66
セロトニン／ノルアドレナリン再取り込
　み阻害薬（SNRI）　72
セロトニン1A部分作動薬　94
センシンレン　38, 48, **149**

195

選択的セロトニン再取り込み阻害薬
　（SSRI）　71
選択的ノルアドレナリン再取り込み阻害
　薬　74
セントジョーンズワート　20, 22, 23, 24,
　25, 26, 27, 28, 29, 30, 31, 32, 33, 34, 35,
　36, 37, 38, 39, 40, 45, 46, 49, 50, 52, 53,
　56, 57, 58, 60, 62, 63, 65, 66, 67, 68, 69,
　70, 71, 72, 74, 75, 76, 77, 78, 79, 81, 82,
　84, 88, 89, 92, 93, 94, 95, 96, 97, 98, 100,
　150
センナ　51, 63, 86, 89, **150**

そ

ソウパルメット　☞ノコギリヤシ
ソタコール　59
ソタロール塩酸塩　59
速効型インスリン分泌促進薬　45
ゾニサミド　78
ゾピクロン　98
ソラナックス　93
ソラフェニブトシル酸塩　33
ゾルピデム酒石酸塩　97

た

大黄［ダイオウ］　62, 86, 89, **150**
タイケルブ　35
代謝拮抗薬　38
大豆　28, 52, 83, 99, **151**
大豆イソフラボン　☞大豆
大豆レシチン　☞大豆
ダイダイ　**151**
タイム　48, **152**
タイワンクロヅル　☞ライコウトウ
タキサン　24
タキソール　24
タキソテール　25
タクロリムス水和物　40
ダサチニブ水和物　34

タシグナ　34
多受容体作用抗精神病薬（MARTA）
　67
タチジャコウソウ　☞タイム
ダビガトランエテキシラートメタンスル
　ホン酸塩　50
タマネギ　44, 48, 73, **152**
ダミアナ　44, **152**
タミバロテン　37
タモキシフェンクエン酸塩　27
タラ肝油　48, **152**
タルセバ　32
炭酸リチウム　73
タンジン　21, 23, 25, 26, 27, 29, 30, 37, 39,
　40, 41, 47, 48, 50, 53, 57, 59, 61, 62, 63,
　66, 69, 77, 78, 79, 88, 90, 93, 95, 96, 101,
　153
タンドスピロンクエン酸塩　94
タンボコール　58

ち

チアゾリジン誘導体　46
チェストベリー　64, 83, 84, 99, **153**
チェッカーベリー　☞ウィンターグリー
　ン
チオクト酸　☞α-リポ酸
チクマハッカ　☞キャットニップ
チャイナバーク　☞キラヤ
朝鮮五味子［チョウセンゴミシ］　21, 23,
　25, 26, 27, 29, 30, 37, 39, 40, 41, 45, 47,
　50, 52, 53, 56, 59, 60, 62, 63, 66, 69, 76,
　77, 78, 79, 88, 90, 92, 93, 95, 96, 97, 101,
　153
朝鮮ニンジン　32, 38, 43, 44, 48, 57, 58,
　65, 67, 69, 70, 71, 74, 99, **153**
チロシン　99, **154**
チンネベリセンナ　☞センナ

索　引

つ

ツキヌキサイコ　☞ブプレウルム

月見草油［ツキミソウユ］　48, 64, 91, **154**

ツクシ　73, **154**

ツルコケモモ　☞クランベリー

ツルレイシ　☞ニガウリ

て

ディアコミット　79

ティノスポラ・コルディフォリア　38, 44, **155**

テオドール　81

テオフィリン　81

テグレトール　78

デジレル　72

デスラノシド　63

鉄　38, 99, **155**

テトラミド　70

テネリア　46

テネリグリプチン臭化水素酸塩水和物　46

デパス　92

デヒドロエピアンドロステロン　☞DHEA

デビルズクロー　21, 23, 26, 27, 29, 30, 37, 39, 40, 41, 44, 45, 47, 50, 51, 52, 53, 56, 59, 60, 62, 66, 69, 76, 77, 78, 79, 88, 90, 92, 93, 96, 97, 101, **155**

デプロメール　71

テムシロリムス　36

デュロキセチン塩酸塩　72

と

ドイッスズラン　41, 62, 73, 86, 89, **155**

トウガキ　☞イチジク

唐辛子［トウガラシ］　48, 81, **156**

トウカラスウリ　☞キカラスウリ

当帰　☞ドンクアイ

トウキシ　☞冬葵［フユアオイ］

東京都 健康食品ナビ　112

冬虫夏草［トウチュウカソウ］　38, 40, **156**

トウモロコシ　☞コーンシルク

トゥルシー　☞ホーリーバジル

トゥルネラ・アフロディジィアカ　☞ダミアナ

トーリセル　36

トケイソウ　☞パッションフラワー

トゲハニガナ　☞ワイルドレタス

ドコサヘキサエン酸　☞DHA

ドスレピン塩酸塩　70

ドセタキセル水和物　25

ドパストン　99

ドパゾール　99

ドパミン作動薬　99

ドパミン受容体刺激薬　100

トフラニール　70

トポイソメラーゼI阻害薬　30

トポイソメラーゼII阻害薬　31

トポテシン　30

ドラール　97

トラゾドン塩酸塩　72

トリアゾラム　95

トリビュラス　☞ハマビシ

トリプタノール　69

トリプトファン　64, 65, 70, 71, 72, 91, 96, 97, 99, **157**

トルバプタン　89

トレミフェンクエン酸塩　28

ドロマイト　59, 83, 86, 89, **157**

トロンビン直接阻害薬　50

ドンクアイ　48, 50, **157**

な

ナイアシン　45, 109, **157**

内閣府 食品安全委員会（FOOD SAFETY COMMISSION OF JAPAN）

197

111
ナガバギシギシ ☞イエロードック
ナズナ 64, 91, 99, 158
ナチュラルメディシン・データベース 5
ナツシロギク ☞フィーバーフュー
納豆 54
ナットウキナーゼ 48, 158
ナツメグ 46, 58, 68, 71, 72, 75, 79, 82, 159
ナテグリニド 45
ナベルビン 24

に

ニガウリ 44, 159
ニクズク ☞ナツメグ
ニコチンアミド ☞ナイアシン
ニコチン酸 ☞ナイアシン
ニコチン酸イノシトール 45, 48
西インドチェリー ☞アセロラ
ニトログリセリン 86
ニフェカラント塩酸塩 59
乳酸菌 38, 159, 182
ニロチニブ塩酸塩水和物 34
ニワトコの花 ☞エルダーフラワー
ニンニク 20, 22, 24, 25, 26, 27, 28, 29, 30, 30, 31, 32, 33, 34, 35, 36, 37, 39, 40, 41, 46, 47, 49, 50, 51, 52, 53, 57, 59, 61, 63, 65, 66, 67, 69, 74, 77, 78, 79, 84, 88, 90, 93, 94, 96, 97, 98, 100, 101, 160

ね

ネオーラル 39
ネオフィリン 82
ネオペリドール 65
ネクサバール 33
ネシーナ 46
ネトル ☞イラクサ
ネモナプリド 65

ネルフィナビルメシル酸塩 20

の

農林水産省ホームページ（消費・安全） 112
ノコギリソウ 48, 73, 75, 160
ノコギリヤシ 49, 108, 160
ノリトレン 70
ノルアドレナリン作動性／特異的セロトニン作動性抗うつ薬（NaSSA） 72
ノルトリプチリン塩酸塩 70
ノルバデックス 27

は

パーキンソン病治療薬 99
パープルコーンフラワー ☞エキナセア
バーベリー 21, 23, 25, 26, 27, 29, 30, 37, 39, 40, 41, 47, 50, 52, 53, 56, 59, 60, 62, 63, 66, 69, 77, 78, 79, 88, 90, 93, 95, 96, 101, 161
パーロデル 10
パウダルコ 49, 161
パキシル 71
パクリタキセル 24
ハゴロモカンラン ☞ケール
パセリ 52, 86, 89, 161
バソプレシン拮抗薬 89
バターナット 41, 51, 63, 86, 89, 161
バタグルミ ☞バターナット
白金製剤 30
八升豆［ハッショウマメ］ ☞カウヘイジ
パッションフラワー 64, 91, 99, 162
ハトムギ 162
バナジウム 44, 49, 162
バナバ 44, 163
ハナハッカ ☞オレガノ
ハナビシソウ 64, 91, 95, 96, 99, 163
パパイヤ 51, 163

索　引

ハマビシ　44, 73, **163**
パラアミノ安息香酸　41, **164**
ハルシオン　95
バルバドスサクラ　☞アセロラ
バルビツール酸系薬　75, 94
バレリアン　☞セイヨウカノコソウ
パロキセチン塩酸塩水和物　71
　——とサプリメントの関係　74
ハロペリドール　65
ハロペリドールデカン酸エステル　65
ハロマンス　65
パンガミン酸　62, 86, **164**
パンクレアチン　46, **164**
パンテチン　☞パントテン酸
パントテン酸　49, **164**

ひ

ビーベノム　38, **165**
ヒイラギメギ　☞オレゴングレープ
ビール酵母　**165**
ピオグリタゾン塩酸塩　46
ビカルタミド　28
ビグアナイド系薬　45
ピクノジェノール　38, **165**
微小管阻害薬　23, 24
ビスホスホネート製剤　85
ビターオレンジ　☞ダイダイ
ビタミン A　24, 37, 51, **165**
ビタミン B$_3$　☞ナイアシン
ビタミン B$_5$　☞パントテン酸
ビタミン B$_6$　59, 75, 76, **166**
ビタミン B$_9$　☞葉酸
ビタミン C　21, 22, 52, 83, **166**
ビタミン D　60, 63, 86, **167**
ビタミン E　20, 21, 22, 24, 25, 26, 27, 28,
　29, 30, 31, 32, 33, 34, 35, 36, 40, 41, 46,
　47, 49, 50, 53, 57, 59, 61, 65, 66, 67, 69,
　73, 77, 78, 90, 93, 94, 96, 97, 98, 100, **167**
ビタミン K　51, **168**

ビタミン Q　☞ CoQ10
ヒダントイン系薬　76
ヒダントール　76
ヒドロクロロチアジド　86
非ヌクレオシド系逆転写酵素阻害薬　20
ビノレルビン酒石酸塩　24
ヒバマタ　☞ブラダーラック
ビフィズス菌　☞乳酸菌
非ベンゾジアゼピン系睡眠薬　97
ヒメウイキョウ　☞キャラウエイ
ヒメコウジ　☞ウィンターグリーン
ヒメシャクナゲ　☞マーシュティー
ピメノール　57
ヒメマツタケ　☞アガリクス
ピメント　☞オールスパイス
ピモジド　68
ビラセプト　20
ピリドキシン　☞ビタミン B$_6$
ピリミジン拮抗薬　22
ビルベリー　44, 49, **168**
ピルメノール塩酸塩水和物　57
ビロードアオイ　☞ウスベニタチアオイ
ビンカアルカロイド　23
ビンクリスチン硫酸塩　23
ビンデシン硫酸塩　24
ビンブラスチン硫酸塩　23
ビンポセチン　49, 51, **168**

ふ

ファスティック　45
ファセオリン　☞インゲン豆抽出物
フィーバーフュー　21, 22, 23, 25, 26, 27,
　29, 30, 32, 37, 39, 40, 41, 45, 47, 49, 50,
　51, 52, 53, 56, 57, 58, 59, 60, 62, 63, 64,
　65, 66, 67, 68, 69, 70, 71, 72, 75, 76, 77,
　78, 79, 81, 82, 88, 90, 91, 92, 93, 95, 96,
　97, 100, 101, **169**
フィチン酸　49, **169**
フィルデシン　24

199

プーアール茶　49, 60, 68, 71, 73, 81, 82, 83, 95, 100, **169**

フーカス　☞ブラダーラック

フェアストン　28

フェニトイン　76

フェニルアラニン　64, 99, **170**

フェヌグリーク　44, 49, 51, **170**

フェノチアジン系薬　64

フェノバール　75

フェノバルビタール　75

フェマーラ　26

フェンネル　28, 83, 84, **170**

副腎皮質ステロイド　41

フスマ　63, **170**

不整脈用薬　56

ブチロフェノン系薬　65

ブドウ　51, 58, 68, 71, 72, 75, 76, 79, 82, **171**

ブプレウルム　38, **171**

冬葵［フユアオイ］　44

プラザキサ　50

プラスグレル塩酸塩　53

ブラダーラック　49, **171**

ブラックコホッシュ　30, 32, 46, 57, 58, 65, 67, 69, 70, 71, 74, 100, **172**

ブラックサイリウム　**172**　☞サイリウム

ブラックホアハウンド　99, **172**

プラビックス　52

フラングラ　☞セイヨウイソノキ

ブリプラチン　30

プリミドン　75

フルオロウラシル　22

フルフェナジン　65

プルプレア　☞エキナセア

フルボキサミンマレイン酸塩　71

フルメジン　65

フレカイニド酢酸塩　58

プレタール　53

ブレンツキシマブ ベドチン　31

プロカインアミド塩酸塩　57

プログラフ　40

フロセミド　89

プロチアデン　70

ブロチゾラム　96

プロテアーゼ阻害薬　20

プロテイン　109

プロナンセリン　66

プロノン　58

プロパフェノン塩酸塩　58

ブロムペリドール　65

ブロメライン　49, **172**

ブロメラインパイナップル　☞ブロメライン

ブロモクリプチンメシル酸塩　100

分岐鎖アミノ酸　44, 99, **173**

文献のサマリーの見つけ方　16

分子標的治療薬　31, 32, 37

ヘ

ベアベリー　☞ウバウルシ

ベータグルカン　38, **173**

ペクチン　63, **173**

ヘッジマスタード　☞垣根芥子［カキネガラシ］

別名の例　15

紅麹［ベニコウジ］　21, 22, 23, 24, 25, 26, 27, 28, 29, 30, 31, 32, 33, 34, 35, 36, 37, 39, 40, 41, 46, 47, 50, 52, 53, 56, 59, 60, 62, 65, 66, 67, 69, 74, 77, 78, 79, 88, 90, 93, 94, 96, 97, 98, 100, 101, **174**

ペニシラミン　83

ベニノキ　45, **174**

紅花［ベニバナ］　49, **174**

ベネディクトソウ　☞セイヨウダイコンソウ

ペパーミント　40, 57, 58, 68, 70, 72, 75, 79, 81, 82, **174**

ペプシド　31

索 引

ベプリコール　60
ベプリジル塩酸塩水和物　60
ペポカボチャ　73, **175**
ベラパミル塩酸塩　60
ペラルゴニウム・シドイデス　38, **175**
ペルサンチン　81
ベルベリン　21, 22, 23, 24, 25, 26, 27, 28, 29, 30, 31, 32, 33, 34, 35, 36, 37, 39, 41, 46, 47, 50, 52, 53, 56, 59, 60, 62, 65, 66, 67, 69, 74, 77, 78, 79, 88, 90, 93, 94, 96, 97, 98, 100, 101, **175**
ペロスピロン塩酸塩水和物　67
ベンザミド系薬　65
ベンズイソキサゾール系薬　78
ベンゾジアゼピン系薬　77, 92
ペントバルビタールカルシウム　95
ペンペングサ　☞ナズナ

ほ

抱水クロラール　98
ホウ素　83, **176**
ホエイプロテイン　99, **176**
ホーニーゴートウィード　☞イカリソウ
ホーリーバジル　49, 95, **176**
ホストイン　76
ホスフェニトインナトリウム水和物　76
ホソバメハジキ　☞マザーワート
菩提樹［ボダイジュ］　73, **176**
ホップ　64, 77, 91, 93, 98, **177**
ボラージ　21, 23, 26, 28, 29, 30, 37, 39, 40, 41, 47, 49, 50, 53, 57, 59, 61, 63, 66, 69, 77, 78, 88, 90, 93, 96, **177**
ポリコサノール　48, **177**　☞オクタコサノール
ホリゾン　93
ポリメトキシフラボノイド　☞メトキシル化フラボン

ま

マーシュティー　64, 91, **177**
マイスリー　97
マイタケ　44, 51, **177**
マイロターグ　31
麻黄［マオウ］　45, 56, 57, 58, 59, 60, 65, 68, 72, 75, 100, **178**
マグネシウム　85, 89, **178**
マザーワート　64, 91, 99, **179**
松樹皮抽出物　☞ピクノジェノール
マツヨイグサ　☞月見草油［ツキミソウユ］
マテ茶　49, 60, 68, 71, 73, 81, 82, 83, 95, 100, **179**
マプロチリン塩酸塩　70
マリアアザミ　☞オオアザミ
マリーゴールド　☞カレンジュラ
マロニエ　☞セイヨウトチノキ（種子）
マンナ　51, 63, 86, 89, **179**
マンナトネリコ　☞マンナ
マンネンタケ　☞霊芝［レイシ］

み

ミアンセリン塩酸塩　70
ミコフェノール酸モフェチル　38
ミシマサイコ　☞ブプレウルム
ミズハンゲ　☞ミツガシワ
ミスルトウ　☞セイヨウヤドリギ
ミツガシワ　48, **179**
ミツバオウレン　☞黄連［オウレン］
ミルクシスル　☞オオアザミ
ミルタザピン　72
ミルラ　44, 52, **180**
ミルラノキ　☞ミルラ

む

ムクナ　☞カウヘイジ
虫キノコ　☞冬虫夏草［トウチュウカソウ］

201

ムラサキウマゴヤシ　☞アルファルファ
ムラサキツメクサ　☞レッドクローバー
ムラサキバレンギク　☞エキナセア
ムラサキフトモモ　☞ジャンボラン

め

メイラックス　94
メキシコサボテン　☞ウチワサボテン
メキシチール　57
メキシレチン塩酸塩　57
メグスリノキ　110
メソグリカン　49, **180**
メソトレキセート　22
メタルカプターゼ　83
メディックナビ　113
メトキシル化フラボン　49, 58, 68, 69, 71,
　72, 75, 76, 79, 82, **180**
メトトレキサート　22
メトホルミン塩酸塩　45
メハジキ　☞マザーワート
メマツタケ　☞アガリクス
メマツヨイグサ　☞月見草油［ツキミソ
　ウユ］
メラトニン　38, 49, 60, 64, 71, 84, 91, 95,
　96, 99, **181**
メリッサ　64, 91, 99, **181**
免疫調節薬　83
免疫抑制薬　38

も

モクレン　64, 75, 91, 95, 96, **181**
モダフィニル　74
没薬［モツヤク］　☞ミルラ
没薬樹　☞ミルラ
モディオダール　74
モノアミン酸化酵素（MAO-B）阻害薬
　99

や

ヤクモソウ　☞マザーワート
薬用ガレーガ　44, **181**
ヤマウサギギク　☞アルニカ
ヤロー　☞ノコギリソウ

ゆ

ユーカリ　21, 22, 23, 25, 26, 27, 29, 30, 37,
　39, 40, 41, 44, 45, 47, 50, 51, 52, 53, 56,
　57, 59, 60, 62, 63, 66, 68, 69, 72, 75, 76,
　77, 78, 79, 81, 82, 88, 90, 92, 93, 95, 96,
　97, 101, **182**
ユーカリノキ　☞ユーカリ
ユーカリプタス　☞ユーカリ
ユビキノン　☞CoQ10

よ

葉酸　22, 75, 76, **182**
葉酸拮抗薬　22
ヨーグルト　**182**　☞乳酸菌
ヨーグルトキノコ　☞ケフィア
ヨーロピアンエルダー　☞エルダーベ
　リー
ヨーロピアンバックソーン　51, 62, 86,
　89, **183**
ヨクイニン　☞ハトムギ
ヨクベイ　☞ハトムギ

ら

ライオンゴロシ　☞デビルズクロー
ライコウトウ　38, **183**
ライム　21, 22, 23, 25, 26, 27, 29, 30, 37,
　39, 40, 41, 47, 50, 52, 53, 56, 59, 60, 62,
　63, 66, 69, 77, 78, 79, 88, 90, 93, 95, 96,
　101, **183**
ラクツカリュームソウ　☞ワイルドレタ
　ス
ラシックス　89
ラステット　31

索 引

ラパチニブトシル酸塩水和物　35
ラパリムス　36
ラビジ　86, 89, **183**
ラベージ　☞ラビジ
ラベンダー　64, 75, 91, 98, **184**
ラボナ　95
藍藻［ランソウ］　38, **184**
ランダ　30
ランドセン　77

り

リーマス　73
リクシアナ　49
リコリス　☞甘草［カンゾウ］
リスパダール　67
リスペリドン　67
リスモダン　56
リチウム　64, 65, 69, 75, 86, 89, 99, **184**
リドカイン塩酸塩　58
利尿薬　89
リバーロキサバン　49
リフレックス　72
リボース　43, 44, **185**
リボトリール　77
硫酸キニジン　56
リョクチャ　49, 52, 60, 68, 71, 73, 81, 82, 83, 84, 95, 100, **185**
リンゴ酢　43, 62, 86, 89, **186**
リンデン　☞菩提樹［ボダイジュ］

る

ルイヨウボタン　☞ブラックコホッシュ
ループ利尿薬　89
ルーラン　67
ルジオミール　70
ルセオグリフロジン水和物　46
ルセフィ　46
ルネスタ　98
ルバーブ　☞大黄［ダイオウ］

ルボックス　71
ルリジサ　☞ボラージ

れ

霊芝［レイシ］　49, **186**
レストレスレッグス症候群　80
レスリン　72
レッドクローバー　21, 23, 26, 27, 29, 30, 37, 39, 40, 41, 45, 47, 49, 50, 51, 52, 53, 56, 57, 59, 60, 62, 66, 68, 69, 72, 75, 76, 77, 78, 79, 81, 82, 83, 84, 88, 90, 92, 93, 96, 97, 101, **186**
レトロゾール　26
レパグリニド　45
レボドパ　99
レボドパ含有製剤　99
レメロン　72
レモンバーム　☞メリッサ
レンギョウ　49, **186**
レンギョウウツギ　☞レンギョウ
レンゲ　22, 38, 73, **187**
レンドルミン　96

ろ

ローズヒップ　83, **187**
ローレル　☞ゲッケイジュ
ロッカクレイシ　☞霊芝［レイシ］
ロナセン　66
ロフラゼプ酸エチル　94
ロベジ　☞ラビジ
ロラゼパム　93

わ

ワーファリン　50
ワイパックス　93
ワイルドレタス　64, 91, **187**
ワイン　45, 52, 64, 76, 91, 95, 96, 99, **188**
ワソラン　60
ワルファリンカリウム　50, 54

数字

5-FU　22

A

acerola　☞アセロラ

acetyl L-carnitine　☞アセチル-L-カルニチン

agaricus　☞アガリクス

alder buckthorn　☞セイヨウイソノキ

alfalfa　☞アルファルファ

allspice　☞オールスパイス

aloe vera　☞アロエベラ

american elder　☞アメリカンエルダー

andrographis　☞センシンレン

anise　☞アニス

annatto　☞ベニノキ

apple cider vinegar　☞リンゴ酢

arnica　☞アルニカ

asafoetida　☞ジャイアントフェンネル

ashwagandha　☞アシュワガンダ

astragalus　☞レンゲ

avens　☞セイヨウダイコンソウ

B

banaba　☞バナバ

barley　☞大麦

BCAA　☞分岐鎖アミノ酸

bean pod　☞インゲン豆抽出物

bee venom　☞ビーベノム

berberine　☞ベルベリン

beta glucans　☞ベータグルカン

bilberry　☞ビルベリー

bitter melon　☞ニガウリ

bitter orange　☞ダイダイ

black cohosh　☞ブラックコホッシュ

black horehound　☞ブラックホアハウンド

black psyllium　☞ブラックサイリウム

black tea　☞紅茶

bladderwrack　☞ブラダーラック

blond psyllium　☞サイリウム

blue green algae　☞藍藻［ランソウ］

bogbean　☞ミツガシワ

borage　☞ボラージ

boron　☞ホウ素

branched chain amino acids　☞分岐鎖アミノ酸

brewer's yeast　☞ビール酵母

bromelain　☞ブロメライン

bupleurum　☞ブプレウルム

butternut　☞バターナット

C

caffeine　☞カフェイン

calcium　☞カルシウム

calendula　☞カレンジュラ

california poppy　☞ハナビシソウ

capsicum　☞唐辛子［トウガラシ］

caraway　☞キャラウエイ

cascara sagrada　☞カスカラ

cat's claw　☞キャッツクロー

catnip　☞キャットニップ

Ca拮抗薬　60

cereus　☞セレウス

chasteberry　☞チェストベリー

chinese cucumber　☞キカラスウリ

chinese mallow　☞冬葵［フユアオイ］

chinese plantain　☞大葉子［オオバコ］

chitosan　☞キトサン

chlorella　☞クロレラ

chondroitin sulfate　☞コンドロイチン硫酸

chromium　☞クロム

chrysin　☞クリシン

cocoa　☞カカオ

cod liver oil　☞タラ肝油（魚油）

coenzyme Q-10　☞CoQ10

索 引

coffee ☞コーヒー

coix seed ☞ハトムギ

CoQ10 52, 114

cordyceps ☞冬虫夏草 [トウチュウカ
ソウ]

corn silk ☞コーンシルク

cowhage ☞カウヘイジ

cranberry ☞クランベリー

D

D-リボース ☞リボース

damiana ☞ダミアナ

dandelion ☞セイヨウタンポポ

danshen ☞タンジン

dehydroepiandrosterone ☞ DHEA

devil's claw ☞デビルズクロー

DHA 48, 114

DHEA 21, 23, 25, 26, 28, 29, 30, 37, 39,
40, 41, 43, 47, 50, 52, 53, 56, 59, 60, 62,
63, 66, 69, 77, 78, 79, 88, 90, 93, 95, 96,
101, 115

docosahexaenoic acid ☞ DHA

dog rose ☞ローズヒップ

dolomite ☞ドロマイト

dong quai ☞ドンクアイ

Dravet 症候群治療薬 79

E

echinacea ☞エキナセア

EDTA ☞エチレンジアミン四酢酸

eicosapentaenoic acid ☞ EPA

eJIM 111

elderberry ☞エルダーベリー

elderflower ☞エルダーフラワー

elecampane ☞エリキャンペーン

EPA 44, 48, 115

ephedra ☞麻黄 [マオウ]

epimedium ☞イカリソウ

ethylenediaminetetraacetic acid ☞エチ
レンジアミン四酢酸

eucalyptus ☞ユーカリ

european barberry ☞バーベリー

european buckthorn ☞ヨーロピアン
バックソーン

european mistletoe ☞セイヨウヤドリ
ギ

evening primrose oil ☞月見草油 [ツキ
ミソウユ]

F

fennel ☞フェンネル

fenugreek ☞フェヌグリーク

feverfew ☞フィーバーフュー

fig ☞イチジク

fish oil ☞魚油

flaxseed ☞亜麻の種子

flaxseed oil ☞アマニ油

fleece flower ☞虎杖 [コジョウ]

folic acid ☞葉酸

forsythia ☞レンギョウ

G

gamma linolenic acid ☞ガンマーリノ
レン酸

garlic ☞ニンニク

german chamomile ☞カミツレ

ginger ☞ショウガ

ginkgo ☞イチョウ

ginseng ☞朝鮮ニンジン

ginseng american ☞アメリカジンセン

glucomannan ☞グルコマンナン

glucosamine sulfate ☞グルコサミン硫
酸塩

glutamine ☞グルタミン

goat's rue ☞薬用ガレーガ

goldthread ☞黄連 [オウレン]

grape ☞ブドウ

grapefruit ☞グレープフルーツ

205

grapefruit seed extract（GSE）　☞グレープフルーツ種子抽出物

green tea　☞リョクチャ

greencoffee　☞グリーンコーヒー

guar gum　☞グアガム

guarana　☞ガラナ豆

guggul　☞グッグル

gymnema　☞ギムネマ

H

hawthorn　☞サンザシ

hedge mustard　☞垣根芥子［カキネガラシ］

holy basil　☞ホーリーバジル

hops　☞ホップ

horny goat weed　☞イカリソウ

horse chestnut　☞セイヨウトチノキ（種子）

horsetail　☞ツクシ

hu zhang　☞虎杖［コジョウ］

I

indian snakeroot　☞インドジャボク

iron　☞鉄

J

jambolan　☞ジャンボラン

japanese apricot　☞梅の実

jiaogulan　☞ジアオグラン

job's tears　☞ハトムギ

juniper　☞ジュニパー

K

kale　☞ケール

kefir　☞ケフィア

korean ginseng　☞朝鮮ニンジン

kudzu　☞葛［クズ］

L

L-arginine　☞L-アルギニン

L-アルギニン　86, 116

lactobacillus　☞乳酸菌

laminaria　☞コンブ

lavender　☞ラベンダー

licorice　☞甘草［カンゾウ］

lily of the valley　☞ドイツスズラン

lime　☞ライム

linden　☞菩提樹［ボダイジュ］

linseed　☞亜麻の種子

linseed oil　☞アマニ油

lipoic acid　☞α-リポ酸

lithium　☞リチウム

lovage　☞ラビジ

lycium　☞クコ

M

magnesium　☞マグネシウム

magnolia　☞モクレン

maitake mushroom　☞マイタケ

manna　☞マンナ

marsh tea　☞マーシュティー

marshmallow　☞ウスベニタチアオイ

mate　☞マテ茶

Medic'Navi　113

melatonin　☞メラトニン

melissa　☞メリッサ

mesoglycan　☞メソグリカン

methoxylated flavones　☞メトキシル化フラボン

milk thistle　☞オオアザミ

motherwort　☞マザーワート

myrrh　☞ミルラ

N

N acetyl glucosamine　☞N-アセチルグルコサミン

N-アセチルグルコサミン　45, 116

索　引

nattokinase ☞ナットウキナーゼ
Na チャネル遮断薬　56, 57, 58
neem ☞インドセンダン
nettle ☞イラクサ
niacin and niacinamide ☞ナイアシン
nutmeg and mace ☞ナツメグ

O

octacosanol ☞オクタコサノール
olive ☞オリーブ
onion ☞タマネギ
oolong tea ☞ウーロン茶
oregano ☞オレガノ
oregon grape ☞オレゴングレープ

P

panax ☞朝鮮ニンジン
pancreatin ☞パンクレアチン
pangamic acid ☞パンガミン酸
pantethine ☞パントテン酸
papaya ☞パパイヤ
para aminobenzoic acid（PABA） ☞パ
　ラアミノ安息香酸
parsley ☞パセリ
passionflower ☞パッションフラワー
pau d'arco ☞パウダルコ
pectin ☞ペクチン
peony ☞シャクヤク
peppermint ☞ペパーミント
phenylalanine ☞フェニルアラニン
phytic acid ☞フィチン酸
policosanol ☞ポリコサノール
pomegranate ☞ザクロ
potassium ☞カリウム
prickly pear cactus ☞ウチワサボテン
pu-erh tea ☞プーアール茶
pumpkin ☞ペポカボチャ
puncture vine ☞ハマビシ
pycnogenol ☞ピクノジェノール

pyridoxine ☞ビタミン B6

Q

quercetin ☞ケルセチン
quillaia ☞キラヤ

R

red clover ☞レッドクローバー
red yeast ☞紅麹［ベニコウジ］
rehmannia ☞地黄［ジオウ］
reishi mushroom ☞霊芝［レイシ］
rhubarb ☞大黄［ダイオウ］
ribose ☞リボース
rose hips ☞ローズヒップ
RxList　10

S

S-adenosylmethionine ☞S-アデノシル
　メチオニン
S-アデノシルメチオニン　69, 99, **116**
safflower ☞紅花［ベニバナ］
sage ☞セージ
sarsaparilla ☞サルサパリラ
saw palmetto ☞ノコギリヤシ
schisandra ☞朝鮮五味子［チョウセン
　ゴミシ］
sea buckthorn ☞サーチ
selenium ☞セレン
senna ☞センナ
serrapeptase ☞セラペプターゼ（カイ
　コの酵素）
SGLT2 阻害薬　46
shepherd's purse ☞ナズナ
siberian ginseng ☞エゾウコギ
SJW ☞セントジョーンズワート
south african geranium ☞ペラルゴニ
　ウム・シドイデス
soy ☞大豆
St. John's wort ☞セントジョーンズ

207

ワート
sulforaphane ☞スルフォラファン
sweet bay ☞ゲッケイジュ

T

thunder god vine ☞ライコウトウ
thyme ☞タイム
tinospora cordifolia ☞ティノスポラ・
　コルディフォリア
tryptophan ☞トリプトファン
turmeric ☞ウコン
tyrosine ☞チロシン

U

uva ursi ☞ウバウルシ
uzara ☞大黄［ダイオウ］

V

valerian ☞セイヨウカノコソウ
vanadium ☞バナジウム
vinpocetine ☞ビンポセチン
vitamin A ☞ビタミンA

vitamin C ☞ビタミンC
vitamin D ☞ビタミンD
vitamin E ☞ビタミンE
vitamin K ☞ビタミンK

W

WebMD 7
wheat bran ☞フスマ
whey protein ☞ホエイプロテイン
wild dog rose ☞ローズヒップ
wild lettuce ☞ワイルドレタス
willow bark ☞セイヨウシロヤナギ
wine ☞ワイン
winter green ☞ウィンターグリーン

Y

yarrow ☞ノコギリソウ
yellow dock ☞イエロードック
yogurt ☞ヨーグルト

Z

zinc ☞亜鉛

ハイリスク薬とサプリメントの相互作用ハンドブック

2018 年 9 月 30 日 発行	編著者 梅田悦生, 堀 美智子
	発行者 小立鉦彦
	発行所 株式会社 南 江 堂
	☎113-8410 東京都文京区本郷三丁目 42 番 6 号
	☎(出版)03-3811-7236 (営業)03-3811-7239
	ホームページ http://www.nankodo.co.jp/
	印刷・製本 日経印刷
	装丁 渡邊真介

High Risk Drug and Supplement Interaction Handbook
© Nankodo Co., Ltd., 2018

定価は表紙に表示してあります. Printed and Bound in Japan
落丁・乱丁の場合はお取り替えいたします. ISBN978-4-524-25959-5
ご意見・お問い合わせはホームページまでお寄せください.

本書の無断複写を禁じます.
JCOPY〈(社)出版者著作権管理機構 委託出版物〉

本書の無断複写は, 著作権法上での例外を除き禁じられています. 複写される場合は, そのつど事前に, (社)出版者著作権管理機構(TEL 03-3513-6969, FAX 03-3513-6979, e-mail: info@jcopy.or.jp)の許諾を得てください.

本書をスキャン, デジタルデータ化するなどの複製を無許諾で行う行為は, 著作権法上での限られた例外(「私的使用のための複製」など)を除き禁じられています. 大学, 病院, 企業などにおいて, 内部的に業務上使用する目的で上記の行為を行うことは私的使用には該当せず違法です. また私的使用のためであっても, 代行業者等の第三者に依頼して上記の行為を行うことは違法です.